SENSIBILIDAD AL
GLUTEN

Alessandro Targhetta

SENSIBILIDAD AL
GLUTEN

Nuevos conocimientos y posibilidades de tratamiento

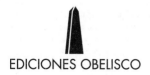

EDICIONES OBELISCO

Colección Salud y Vida natural
Sensibilidad al gluten
Alessandro Targhetta

1.ª edición: enero de 2021

Título original: *Sensibilità al glutine*

Traducción: *Manuel Manzano*
Maquetación: *Isabel Also*
Corrección: *M.ª Jesús Rodríguez*
Diseño de cubierta: *Isabel Estrada*

© 2016, Edizioni Il Punto d'Incontro, S.A.S.
www.edizionilpuntodincontro.it
(Reservados todos los derechos)
© 2021, Ediciones Obelisco, S. L.
(Reservados los derechos para la presente edición)

Edita: Ediciones Obelisco, S. L.
Collita, 23-25. Pol. Ind. Molí de la Bastida
08191 Rubí - Barcelona - España
Tel. 93 309 85 25 - Fax 93 309 85 23
E-mail: info@edicionesobelisco.com

ISBN: 978-84-9111-654-7
Depósito Legal: B-14.808-2020

Impreso en los talleres gráficos de Romanyà/Valls S. A.
Verdaguer, 1 - 08786 Capellades - Barcelona

Printed in Spain

Introducción

Me ocupo de temas relacionados con la alimentación desde hace más de treinta años, desde el comienzo de mi carrera profesional como médico, con la creciente convicción de que nuestra salud depende de nuestro estilo de vida, en particular del tipo de alimentación que consumimos. Comer no sólo significa estar en compañía y disfrutar de una buena comida, significa sobre todo alimentarnos bien y prevenir las enfermedades más comunes que afectan a la raza humana y, en muchos casos, también poder curarlas. Ahora somos conscientes de que la verdadera prevención se realiza a partir de nuestro menú diario.

Como me han dicho muchas personas centenarias, no tienes que vivir para comer, sino comer para vivir. ¡Nada más sabio! Somos lo que comemos.

En mi nuevo libro hablo de una nueva intolerancia, la intolerancia al gluten, la llamada sensibilidad al gluten, que forma parte de la gran familia de las intolerancias alimentarias.

Hoy en día las intolerancias alimentarias gozan de una credibilidad que hasta hace unos años era inimaginable.

Existen centros universitarios para el tratamiento de las alergias y de las intolerancias alimentarias y muchos estudios sobre el tema se publican día tras día en las revistas científicas más importantes del sector. Los análisis de sangre para diagnosticarlas son ahora conocidos y reconocidos en el mundo de la medicina.

La sensibilidad al gluten se ha descubierto recientemente, pero durante muchos años muchas personas la han sufrido con graves consecuencias para su salud y el número de afectados aumentará cada vez más.

A finales de la primera década del año 2000, después de muchos años de investigaciones y estudios clínicos sobre las intolerancias alimentarias, me encontré tratando a cada vez más personas con problemas graves debido a la ingesta de trigo, pero tras una investigación más intensa se convirtió en un problema más complejo, el del gluten. Estas personas no eran celíacas ni alérgicas al trigo, pero aun así tenían serios problemas cada vez que comían cereales con gluten y, en cambio, si consumían cereales sin gluten resolvían sus dolencias. En 2011, finalmente, se identificó la sensibilidad al gluten, una nueva forma de intolerancia al gluten.

En mi experiencia clínica, este nuevo síndrome, aún no bien definido, se está volviendo cada vez más común en personas de todas las edades, niños, adultos y ancianos.

Todo esto me llevó a querer escribir un libro sobre la sensibilidad al gluten para explicar qué es, cuándo diagnosticarla, qué dolencias causa, qué pruebas se deben hacer y qué dieta es la idónea para curarla.

Sé que este libro necesariamente tendrá que actualizarse tarde o temprano, porque muchos centros médicos y docenas de universidades de todo el mundo están realizando estudios sobre la sensibilidad al gluten, produciendo nuevos trabajos científicos sobre el tema todos los días. Lo que es seguro es que los muchos trastornos que causa este síndrome ahora son bien conocidos y reconocidos.

Como he dicho antes, la sensibilidad al gluten es un síndrome real, con trastornos gastrointestinales y extraintestinales, y causa un conjunto de síntomas que provienen de sistemas muy diferentes y que también están muy distantes entre sí, por lo que para identificarlo se debe conocer a fondo, en todos sus aspectos y matices.

Capítulo 1

EL GLUTEN

La etimología de la palabra «gluten» proviene del latín *glūten-tǐnis,* 'aglutinador', 'pegamento', y precisamente como pegamento se usaba en épocas pretéritas. También en inglés el significado es el mismo: *glue,* 'pegamento'. El gluten es un complejo alimenticio que está constituido principalmente por proteínas, que se forma durante la mezcla con agua de algunos cereales y actúa como un verdadero pegamento.

Aparece como una retícula viscoelástica, con características de cohesión y elasticidad. El gluten contiene dos clases de proteínas, las glutelinas, llamadas gluteninas, y las prolaminas, llamadas gliadinas, que constituyen aproximadamente el 80 % de la fracción proteica presente en el cariopsis de trigo. En éste también encontramos otras dos clases de proteínas solubles en agua: las albúminas (9 %) y las globulinas (5-7 %).

La fabricación de pan es posible gracias a la presencia de gluten, que se forma después de la hidratación y la acción mecánica de la masa. Cuando agregamos agua a la harina de trigo blando, las gliadinas comienzan a asociarse, formando fibrillas que dan extensibilidad a la masa glutinosa. Al mismo tiempo, también se ensamblan las gluteninas, dando lugar a fibras de mayores dimensiones y formando una estructura estable y muy cohesiva, lo que le da a la mezcla consistencia y una cierta resistencia a la extensión.

El grado de fermentación de la masa, por lo tanto, depende de la proporción entre el contenido de gliadina y el gluten de la harina; si prevalece la primera, la retícula glutinosa puede extenderse y, por lo tanto, fermentar más; si, en cambio, prevalece el segundo, el tejido es más rígido, se extiende menos y, en consecuencia, la fermentación es menor. La proporción de las dos proteínas depende de la variedad de trigo utilizada.

Durante la acción mecánica de amasado, las fibrillas de gliadina y las fibras de glutenina comienzan a entrelazarse, formando una malla proteínica tridimensional (del 75 % al 85 %), que incorpora gránulos de almidón (del 10 % al 15 %), lípidos (del 5 % al 10 %), pequeñas cantidades de sales minerales, agua, que el gluten puede retener en una proporción de hasta el 70 % de su peso, y burbujas de aire. La posterior adición de levaduras permite que los microorganismos fermenten la glucosa, produciendo alcohol y dióxido de carbono, que se difunde en las burbujas, aumentando su volumen. La expansión de estas burbujas se transmite a la malla de gluten, que se ensancha y se extiende, aumentando el volumen de la masa. Durante la cocción posterior se da una desnaturalización y una coagulación de las proteínas y del gluten, que pierde su capacidad de propagación, y estabiliza irreversiblemente la estructura y la forma de la masa.

La glutelina y la prolamina son típicas de todos los cereales, pero su composición de aminoácidos es variable; esta diferencia afecta a la capacidad de las diversas harinas para formar una serie completa de enlaces entre sus propias cadenas de proteínas y hacer que la retícula glutinosa sea más o menos estable. El gluten de trigo duro, por ejemplo, es más resistente y firme que el del trigo blando, tanto es así que la harina de este último puede usarse para la preparación de pan y de bizcocho, mientras que la harina de trigo duro es ideal para preparar pasta.

Los cereales se dividen en dos categorías: cereales con gluteninas y cereales sin gluteninas, dependiendo de si contienen o no esta proteína.

Los principales cereales que contienen gluten son el trigo (trigo duro y trigo blando) que contiene hasta un 80 %, la espelta, el kamut, el centeno, la cebada y la avena. Mientras que los cereales sin gluten son el arroz (de cualquier calidad), el maíz, el mijo y el teff. Los «no cereales» sin gluten son el alforfón, la quinoa y el amaranto.

El gluten se puede eliminar de nuestra alimentación sin alterar el equilibrio de la dieta, ya que es una proteína formada por aminoácidos no esenciales para el cuerpo. En este sentido, de hecho, el mercado agroalimentario se está abriendo a nuevos cereales sin gluten para producir pastas, pan, dulces, galletas, bizcochos, etc.

Las proteínas responsables de la sensibilidad al gluten son las de la familia de las prolaminas, en particular la alfa gliadina para el trigo, la secalina para el centeno y la hordeína para la cebada. Si no «digerimos» estas proteínas, nuestro cuerpo las considera enemigas y produce anticuerpos contra ellas, los anticuerpos antigliadina (AGA) del tipo IgA e IgG, que en algunos casos dan positivo en los análisis de sangre para la evaluación de la sensibilidad al gluten

Las proteínas son como una cadena compuesta de muchos anillos unidos por enlaces, estos anillos son los aminoácidos. Cuando «digerimos» una proteína con nuestras enzimas proteolíticas pancreáticas, rompemos los enlaces entre estos anillos y liberamos los aminoácidos. Si, por otro lado, no podemos digerir una proteína, como en el caso de la gliadina por sufrir sensibilidad al gluten, algunos enlaces de la cadena permanecerán juntos y, por lo tanto, el cuerpo no podrá asimilar ese tramo de aminoácidos. El organismo considerará ese tramo de cadena de aminoácidos unidos (péptidos opioides) como un enemigo y formará anticuerpos para defenderse, pero al mismo tiempo provocará reacciones inflamatorias graves, e incluso enfermedades.

¿Por qué nos hemos convertido ahora en intolerantes al gluten?

En realidad, llevamos comiendo trigo desde hace 12 000 años. El cazador recolector se convirtió en agricultor y lo primero que aprendió a cultivar fue el trigo, una fuente de carbohidratos, proteínas, vitaminas, sales minerales, etc.

¿Pero estamos seguros de que el trigo que estamos comiendo hoy es el mismo que comíamos hace 12 000 años? ¡Yo diría que no! Siempre hemos comido trigo de la variedad *«Senatore Cappelli»* con un tallo muy alto y una espiga pequeña. Sin embargo, su rendimiento era bajo y contenía poco gluten, de un 5 % a un 6 %. Por lo tanto, se pensó modificarlo para mejorar su rendimiento. En la década de 1970, el trigo *«Cappelli»* fue irradiado con rayos X y gamma de cobalto radiactivo, modificando su ADN, convirtiéndolo en el trigo de la variedad «Creso». Hoy en día, el «Creso» es la variedad de trigo más utilizada (90 %) en el mercado para producir productos de panadería. El «Creso» es un trigo con un tallo más corto, pero con una espiga mucho más grande, fácil de cultivar y de cosechar. La cantidad de gluten presente en el trigo «Creso» ha aumentado de un 9 % a 11 %. Además, el trigo también se trata con pesticidas, herbicidas (glifosatos), etc.

Es evidente que existe una relación directa entre el consumo de trigo tratado con glifosatos y la misteriosa «intolerancia al gluten». De hecho, este informe ha sido respaldado por un estudio de la doctora Stephanie Seneff y su colega Anthony Samsel, publicado en 2013 en la revista *Interdisciplinary Toxicology*.

También se debe agregar que, a lo largo de los años, la cantidad de gluten presente en los productos de panadería se ha incrementado seis veces, para facilitar la mezcla, la fermentación y, por lo tanto, la producción industrial de pan, galletas, aperitivos, bizcochos, pastas, pizzas, pasteles, etc. Hay que señalar que el gluten también se ha introducido como un aditivo en muchas preparaciones alimentarias industriales y en muchos alimentos preparados, ¡no sólo en los productos horneados de las panaderías!

Nuestra vida, tan estresante, corriendo de un lado a otro y muchas veces lejos de casa, nos ha llevado a consumir muchos más carbohidratos, derivados del trigo, que en el pasado (tostadas, sándwiches, pizzas, bizcochos, galletas, pan, pasta, etc.), con un aumento considerable del consumo de gluten.

Se estima que el consumo promedio diario de gluten de hoy en día es de 20 gramos por persona.

Por lo tanto, nos encontramos todos los días digiriendo un gluten que ya no reconocemos y en una cantidad decididamente mayor que aquella original. El órgano que nos ayuda a digerir las proteínas, el páncreas, está sometido a un trabajo extraordinario en comparación con el pasado, con graves consecuencias: mala digestión, obesidad, diabetes, etc.

Además, nuestro sistema inmune intestinal, unido a toda la mucosa intestinal, llamado GALT, que corresponde al 70 % de todo nuestro sistema inmune, se encuentra en el intestino a una gliadina no digerida, con una cadena de aminoácidos aún unidos. Estos fragmentos de proteína no digeridos de gliadina se denominan «péptidos opioides» y son muy tóxicos para nuestro cuerpo. Para defenderse, el organismo ataca a la gliadina produciendo anticuerpos, los anticuerpos antigliadina (AGA) del tipo IgG e IgA. Desafortunadamente, estos anticuerpos desarrollan una reacción inflamatoria, inicialmente a nivel de las membranas mucosas del tracto digestivo, del estómago y del intestino, pero también en todas las zonas del organismo donde está presente el sistema inmune. Por lo tanto, eso explica cómo a raíz de la sensibilidad al gluten podemos encontrar tanto trastornos a nivel gastrointestinal como a nivel extragastrointestinal en todos los aparatos y sistemas del cuerpo humano: sistema respiratorio, aparato osteoarticular-muscular, sistema genitourinario, sistema nervioso, sistema vascular, senos paranasales, oídos, piel, hígado, páncreas, tiroides, etc.

Poco a poco, con el tiempo, esta nueva intolerancia al gluten, una vez establecida, puede involucrar a todos los aparatos o sistemas de nuestro cuerpo, desde el centro hasta la periferia, tanto a nivel físico como mental, pero también emocionalmente. En resumen, una afectación del organismo del individuo completa, a menudo incomprensible, pero siempre limitando la calidad de vida. Muchos síntomas son difusos, debido a una reacción inflamatoria de baja intensidad, pero están muy presentes, son constantes y van en continuo aumento con el tiempo.

Capítulo 2

LA SENSIBILIDAD AL GLUTEN

El 9 de marzo de 2011, el profesor Alessio Fasano, conocido por sus descubrimientos en el campo de la biología de las mucosas, y otros científicos del Centro de Investigación Celíaca de la Facultad de Medicina de la Universidad de Maryland, en Baltimore, en colaboración con el Departamento de Medicina Experimental de la Universidad de Nápoles y con el CNR de Avellino, publicaron en *BMC Medicine* un estudio que demuestra la existencia de otra patología relacionada con la ingesta de gluten, pero que aparentemente no tendría relación con ninguna enfermedad celíaca ni con la alergia al trigo. Esta patología se definió con el nombre de «sensibilidad al gluten» (GS).

La necesidad de emprender este estudio nació de la evidencia de que una buena parte de la población occidental, estimada en alrededor del 25 % del total, padece trastornos atribuibles al gluten, a pesar de que dé resultados negativos tanto en la prueba de la alergia al trigo como en las pruebas de diagnóstico para la enfermedad celíaca y no sufra daño alguno en las vellosidades intestinales.

Después de resaltar y demostrar la existencia de la sensibilidad al gluten, el estudio mencionado tuvo como objetivo comprender las causas, tratando de entender si podía haber alguna relación entre este nuevo síndrome y la enfermedad celíaca. Se inscribieron tres grupos de personas en el estudio: un primer grupo con síntomas relacionados con la sensibilidad al gluten, un segundo grupo de celíacos y un tercer grupo, llamado grupo de control, compuesto por personas con síntomas dispépticos (dificultades digestivas) y, por lo tanto, no intestinales. Todos los pacientes inscritos se sometieron a una dieta rica en gluten durante cuatro meses y a supervisión clínica con monitorización de síntomas. Al final de este período, todos fueron examinados serológicamente y se les hicieron biopsias duodenales. Los resultados del estudio llevaron a sugerir que la enfermedad celíaca y la sensibilidad al gluten son dos entidades clínicas distintas, causadas por una respuesta diferente del sistema inmune al gluten y caracterizadas por diferentes grados de inflamación y lesión en la mucosa intestinal.

Por un lado, en lo que respecta a la enfermedad celíaca, se muestra una participación del sistema inmune tanto adaptativo como innato, mientras que para la sensibilidad al gluten, en cambio, parece que la implicación concierne exclusivamente al sistema inmune innato, con una variación no significativa en la permeabilidad intestinal.

El estudio concluye con la consideración de que se necesitan más investigaciones para dar una definición más precisa de la sensibilidad al gluten.

Según las consideraciones más recientes, la sensibilidad al gluten no es más que una fase inicial, funcional, aún no lesional, de la enfermedad celíaca, como una enfermedad precelíaca. Si estos pacientes no hubieran sido diagnosticados temprano de sensibilidad al gluten y no hubieran comenzado una dieta libre de cereales sin gluten, lo más probable es que tarde o temprano desarrollasen la enfermedad celíaca (etapa cuatro) lesional. En resumen, de acuerdo con esta hipótesis, la sensibilidad al gluten y la enfermedad celíaca serían dos entidades clínicas similares, que difieren en gravedad y patogénesis, pero estrechamente relacionadas entre sí.

Además, esta hipótesis no puede excluirse, pero se necesitan más investigaciones para confirmar esta interesante tesis.

Las principales causas de la sensibilidad al gluten son diferentes. La primera es una mala digestión de una proteína, la gliadina, en particular la alfa gliadina del trigo, la secalina del centeno y la hordeína para la cebada. Estas gliadinas son parte de la familia de las prolaminas, bien representadas en el gluten de trigo.

Las proteínas son como una cadena formada por muchos anillos unidos, los aminoácidos. Cuando «digerimos» una proteína con nuestras enzimas proteolíticas pancreáticas, rompemos los enlaces entre estos anillos y liberamos los aminoácidos individuales que forman la cadena de proteínas. Si, en cambio, no digerimos una proteína, como en el caso de la gliadina por culpa de la sensibilidad al gluten, algunos enlaces de la cadena permanecerán unidos a otros y, por lo tanto, el organismo no podrá asimilar este tracto de aminoácidos todavía unidos, llamados «péptidos opioides», los considerará enemigos y formará anticuerpos para defenderse, los anticuerpos antigliadina (AGA) del tipo IgG e IgA. Pero, al mismo tiempo, estos anticuerpos causarán reacciones inflamatorias graves, incluso enfermedades.

Además, estos péptidos opioides aumentarán la acidez del estómago y cuando lleguen al intestino dañarán la mucosa intestinal, causando un aumento de la permeabilidad intestinal y una disbiosis intestinal intensa. En el intestino, los péptidos opioides pasarán sin digerir entre las uniones celulares estrechas, o entre una célula mucosa y otra por el camino equivocado, no a través de las células mucosas, y llegarán al torrente sanguíneo para distribuirse en muchos órganos, aparatos y sistemas. Hoy sabemos que los péptidos opioides también pueden pasar la barrera hematoencefálica, llegando directamente a los receptores opioides del cerebro, lo que genera adicciones reales a los alimentos, en particular a los azúcares, y algunas enfermedades importantes. Una vez más, los péptidos opioides causan un aumento en la sangre de grelina, un péptido poderoso activo en el eje intestino-cerebro conocido por aumentar el apetito, lo que resulta en sobrepeso u obesidad. A nivel intestinal, los péptidos opioides también causan una reducción de los ácidos biliares con la consiguiente mala digestión de las grasas alimentarias y, por lo tanto, aumento de peso, hipercolesterolemia, hepatosteatosis, etc.

Por lo tanto, vemos que el mecanismo por el cual se desarrolla la sensibilidad al gluten es complejo y heterogéneo. Primero se ve involucrada la respuesta inmune (anticuerpos antigliadina, IgG e IgA), luego una alteración de la permeabilidad intestinal con una intensa disbiosis intestinal del intestino delgado y el colon, y finalmente una acción directa de los péptidos opioides en muchos tejidos, órganos y sistemas. Estas tres causas siempre están asociadas entre sí y se «fortalecen» cada vez más con el tiempo, mientras continuemos consumiendo gluten.

Otra posible causa de la sensibilidad al gluten radica en el hecho de que la variedad de trigo «Creso» se trata con pesticidas, herbicidas (glifosatos), etc. No hay duda de que existe una relación directa entre el consumo de trigo tratado con glifosatos y la misteriosa «intolerancia al gluten». Como ya he mencionado antes, este informe ha sido respaldado por un estudio de la doctora Stephanie Seneff y su colega Anthony Samsel, publicado en 2013 en la revista *Interdisciplinary Toxicology*.

La sensibilidad al gluten es, por lo tanto, un síndrome que puede afectar a todos los aparatos, sistemas y glándulas del cuerpo humano. Desarrolla una sintomatología amplia, a menudo debilitante, en su mayoría minimizada y subestimada. Este síndrome debe ser bien conocido para ser diagnosticado, de lo contrario, se corre el riesgo de ser tratado como otras enfermedades por otros tantos especialistas de diferentes ramas con muchos medicamentos, como trastornos que aparentemente no tienen nada que ver entre sí, mientras que en realidad existe un denominador común: el gluten.

Los síntomas que se encuentran con mayor frecuencia en la sensibilidad al gluten se pueden dividir en dos categorías: la primera, una sintomatología que específicamente involucra al estómago y al intestino, delgado y grueso, y una segunda con síntomas gastrointestinales adicionales, incluso muy distantes entre sí, llamados «síntomas genéricos de inflamación», que sugieren la participación de muchos aparatos y sistemas: la piel, el sistema respiratorio (vías superior e inferior, nariz, garganta, oídos), el aparato osteoarticular-muscular, el sistema genitourinario, el hígado, el páncreas, la cabeza, el sistema nervioso, el sistema vascular (arterial y venoso), los metabolismos, la tiroides, etc.

Por lo tanto, nos enfrentamos a un síndrome real con una sintomatología amplia, muy diversa y alternante, con diferentes grados de severidad dependiendo de la sensibilidad del sujeto y de la duración de la enfermedad.

Veamos detallados los trastornos relacionados con el gluten conocidos hasta la fecha:

Estómago: gastritis, hernia de hiato, reflujo gastroesofágico, duodenitis, dispepsia, úlcera gástrica, úlcera duodenal, cálculos en la vesícula biliar.

Intestino: colon irritable, hemorroides, fisuras anales, estreñimiento, diarrea, rectocolitis ulcerosa, enfermedad de Crohn, síndrome de sobrecrecimiento bacteriano en el intestino delgado (SIBO).

Sistema respiratorio: traqueitis, bronquitis.

Boca: aftas, defectos en el esmalte dental.

ORL: rinitis, sinusitis, faringitis, amigdalitis, laringitis.

Piel: eccema, dermatitis, acné, urticaria, dermatitis herpetiforme, psoriasis, sarcoidosis cutánea, lupus eritematoso.

Sistema osteoarticular muscular: artritis, dolor muscular, osteomalacia, osteoporosis, artritis reumatoide.

Sistema genitourinario: cistitis, vaginitis, amenorrea, abortos espontáneos, infertilidad femenina, menarquia tardía, menopausia precoz, dismenorrea.

Riñones: nefropatías.

Hígado: esteatosis hepática, dispepsias, cálculos en la vesícula biliar.

Páncreas: pancreatitis.

Cabeza: dolores de cabeza, migrañas, vértigo.

Sistema nervioso: trastornos de la memoria, trastornos de concentración, ansiedad, insomnio, depresión, estrés, hiperactividad, enfermedad de Huntington, esquizofrenia, psicosis.

Sistema vascular: hipertensión arterial, insuficiencia venosa de miembros inferiores, mareos, tinnitus.

Metabolismo: sobrepeso, obesidad, pérdida de peso, anemia, leucopenia, fatiga crónica, hipercolesterolemia, pérdida de cabello, bulimia, anorexia, dificultades de crecimiento, diabetes insulinodependiente (tipo I).

Tiroides: hipotiroidismo, tiroiditis autoinmune.

Enfermedades autoinmunes: tiroiditis, artritis, fibromialgia, enfermedad de Sjogren, artritis reumatoide, lupus eritematoso.

En la práctica, podemos afirmar que, mientras que en el sujeto celíaco la ingesta de gluten desencadena una respuesta global del sistema inmune que reacciona de manera «violenta», con un daño localizado en la mucosa intestinal y lesiones en las vellosidades intestinales que afectan gravemente la permeabilidad, en la sensibilidad al gluten hay una reacción relativamente menos agresiva, que no conduce al desarrollo de lesiones reales en las vellosidades intestinales, pero que induce una reacción inflamatoria intestinal, que puede producir síntomas localizados y generales, cuya intensidad depende de la dosis, por lo tanto, vinculado a la cantidad y frecuencia de consumo de alimentos que contienen gluten.

El estudio del profesor Fasano concluyó con la necesidad expresa de descubrir marcadores específicos para un diagnóstico correcto.

Actualmente, el único marcador que la comunidad científica nos dice que es positivo en pacientes con sensibilidad al gluten son los anticuerpos IgG antigliadina (AGA), pero sólo en el 50 % de los casos; por lo tanto, en este momento, la única posibilidad de comprender si un sujeto sufre o no de sensibilidad al gluten es la evaluación clínica del paciente. Se evalúan bien sus síntomas y sus enfermedades y, ante la sospecha de una sensibilidad al gluten, se recomienda una dieta con cereales sin gluten durante al menos 4 semanas, y después de este período el gluten se reintroduce en la dieta. De este modo, primero se evalúan los beneficios de una dieta libre de gluten y luego los posibles trastornos derivados de la reanudación del consumo de gluten.

Mientras tanto, sin embargo, podemos afirmar lo que se esperaba desde hace tiempo: ahora la comunidad científica debe reconocer la existencia de un problema relacionado con la ingesta de gluten que no es la enfermedad celíaca ni la alergia al trigo. Esta toma de conciencia es de importancia fundamental para la gran cantidad de personas que, a pesar de no ser celíacas o alérgicas al trigo, sufren síntomas, a menudo incapacitantes, después del consumo de alimentos que contienen gluten. Ahora sabemos que estas personas sufren de sensibilidad al gluten: un alto porcentaje de la población, estimado en alrededor del 25 %, pero destinado a crecer exponencialmente a lo largo de los años. La esperanza es que un interés cada vez mayor pueda significar un cambio en la investigación con el objetivo de encontrar su solución final.

Actualmente, basándonos en la experiencia clínica obtenida hasta ahora, podemos decir que, a diferencia de la enfermedad celíaca, la sensibilidad al gluten, en muchas ocasiones, se destaca por implicar problemas reversibles en algunos casos. Esto significa que la eliminación del gluten de la dieta para el sujeto con sensibilidad al gluten, en algunos individuos también puede ser temporal y no permanente, como en el caso del paciente celíaco. De cualquier forma, la reanudación o no de la ingesta de gluten debe evaluarse caso por caso y, de todos modos, no antes de haber resuelto por completo la inflamación de la mucosa intestinal y haber restaurado el estado de salud del paciente en su conjunto. Cada vez, la reanudación del consumo de gluten debe hacerse siempre en cantidades moderadas, no más de dos veces por semana y con al menos tres días entre las dos ingestas. Sin embargo, en muchos casos, la exclusión del gluten de la dieta se vuelve permanente, como en la enfermedad celíaca, bajo pena de volver a tener la molesta sintomatología del trastorno.

Muchos estudios internacionales están en marcha para llegar a una verdadera comprensión de esta «nueva» entidad clínica, pero sólo estamos al comienzo de este viaje. Por el momento, contentémonos con la formalización del problema, porque un diagnóstico logrado incluso gracias a la mejora de los síntomas después del intento de excluir el gluten de la dieta puede ser de gran ayuda para muchas personas, ya que mejora significativamente su calidad de vida.

Pero ¿cuándo hay que sospechar que se tiene sensibilidad al gluten? Lo veremos en el próximo capítulo.

Capítulo 3

LAS CONSECUENCIAS PARA NUESTRA SALUD

Las consecuencias de consumir gluten para un sujeto que padece sensibilidad al gluten son muchas, no sólo porque todos los aparatos y sistemas del organismo pueden estar involucrados en este síndrome, sino también porque los síntomas a menudo se malinterpretan, no son atribuibles a un solo órgano, no están asociados a una causa específica y, la mayoría de las veces, alternan entre ellos. En resumen, durante muchos años el paciente con sensibilidad al gluten va literalmente a la «caza» de las causas de sus enfermedades. A menudo termina, dependiendo de sus numerosos y diversos trastornos, visitando a diferentes especialistas (dermatólogo, gastroenterólogo, cardiólogo, endocrinólogo, ginecólogo, otorrinolaringólogo, neumólogo, urólogo, psicólogo, neurólogo, ortopedista, reumatólogo, etc.) que tratan el órgano enfermo sin poder correlacionar las diversas molestias. ¡Con frecuencia se dice que la fuente de sus trastornos es psicosomática o, peor, que se debe al nerviosismo! Una persona en esta situación a menudo termina tomando muchos medicamentos diferentes para dolencias múltiples, que provienen de diferentes áreas de su cuerpo. En resumen, el paciente con sensibilidad al gluten pasa años con sus trastornos no diagnosticados y, con el paso del tiempo, desafortunadamente sus molestias empeoran, llegando a considerarlas crónicas, y la mayoría de las veces se resigna a conservarlas.

Muchos de mis pacientes acuden a mí después de excluir la enfermedad celíaca, después de que la prueba de anticuerpos antitransglutaminasa haya resultado negativa y después de haber comprobado también que la alergia al trigo no está presente, porque las IgE específicas son muy bajas y, por lo tanto, dan un resultado negativo. Todo esto hace que los pacientes y los médicos piensen que no tienen problema alguno con el gluten. En realidad, no es así, porque podría ser una sensibilidad al gluten, el tercer trastorno relacionado con el gluten recientemente descubierto (2011), que en la mayoría de los casos no se diagnostica, porque aún no se conoce.

¿Cuáles son los trastornos de sensibilidad al gluten más comunes?

El trastorno más común es el abdomen hinchado. A menudo se informa que el vientre se hincha exageradamente después de las comidas, especialmente después de comer pasta, pan o pizza. Esta hinchazón afecta principalmente a la parte superior del abdomen, es decir, el estómago, pero también a la parte inferior del abdomen, el intestino, que se hincha desproporcionadamente unos pocos minutos después de una comida basada en alimentos ricos en almidón. Una de mis pacientes incluso me dijo que por la mañana se despertaba con un estómago casi normal, pero después del almuerzo parecía una mujer embarazada de cinco meses.

Otro trastorno a menudo presente es la gastritis, con una sensación de peso, plenitud e hinchazón del estómago, siempre después de las comidas, a menudo asociada a una digestión lenta, con aerofagia, fatiga y somnolencia posprandial. En algunos casos también hay migraña después de las comidas, dolor de cabeza frontal con dolor irradiado al ojo y a la sien, derecha o izquierda, a veces con náuseas o vómitos asociados. Un paciente me señaló que después de haber comido productos elaborados con harina en el almuerzo sufría una somnolencia repentina e invencible, y sólo si se echaba una siesta corta volvía a estar en forma, de lo contrario, permanecía en un estado de confusión, de disminución de la velocidad de reacción y permanecía cansado toda la tarde. En muchos casos, estos pacientes también sufren de aftosis oral recurrente durante años.

En pacientes con sensibilidad al gluten siempre está presente el colon irritable, con alteraciones del intestino. Hay quienes evacúan con gran dificultad sólo una vez a la semana, por lo que sufren de estreñimiento intenso, o quienes evacúan varias veces al día, pero con heces no formadas, en su mayoría deshechas o como diarrea, con la presencia de alimentos sin digerir, constituidos en particular de proteínas y grasas. Otras personas, en cambio, alternan períodos de estreñimiento con períodos de diarrea. En este escenario a menudo también aparecen hemorroides más o menos sangrantes, más o menos dolorosas o incluso fisuras anales, con un dolor anal agudo terrible, una señal de que la mucosa del intestino está muy irritada.

La inflamación del vientre acompañada de flatos es común a todos los pacientes. Algunos se refieren a una hinchazón del colon, hacia la derecha o hacia la izquierda, asociada con un dolor a veces hasta debajo de las costillas, en la región hepática, a la derecha, o esplénica, a la izquierda. Cuando el colon está muy hinchado, dilatado, irritado y duele, ese dolor a menudo se irradia posteriormente a los músculos iliopsoas, causando dolor lumbar y sensibilidad del músculo piriforme y, a veces, incluso provocando ciática, izquierda o derecha.

En algunos pacientes, en cambio, la hinchazón abdominal es central, en el área umbilical. En estos casos el intestino delgado sufre. Esto puede estar relacionado con un nuevo trastorno, el «síndrome de sobrecrecimiento bacteriano en el intestino delgado» o SIBO (*small intestinal bacterial overgrowth*) que produce un crecimiento exagerado de bacterias en el intestino delgado, al menos 10 o 15 veces por encima de lo normal, y al mismo tiempo una modificación de las cepas de población bacteriana, que tiende a parecerse a la del colon. Los síntomas son intestinales (hinchazón, borborigmos, dolor abdominal, diarrea, dispepsia) y extraintestinales (malabsorción, pérdida de peso, anemia, neuropatía por deficiencia de vitamina B12, osteoporosis, tetania debido a hipocalcemia por deficiencia de vitamina D). Como a menudo les digo a mis pacientes, el vientre hinchado no es sólo una molestia estética, sino también un trastorno real que puede causar problemas severos e incluso enfermedades graves.

A menudo veo a pacientes con migrañas recurrentes durante años, a veces desde la edad escolar. Ya han sido o están siendo tratados con medicamentos para la migraña con pocos resultados satisfactorios. Estos medicamentos pueden sedar el dolor en la fase aguda del ataque, pero no previenen las recurrencias. Si se observa atentamente, a menudo en estos sujetos con migraña se da gastritis o dificultad para digerir, que se cree erróneamente que es causada por el dolor de cabeza, dado que a menudo durante las cefaleas también se presentan náuseas y vómitos asociados. En realidad, es lo contrario: con mayor frecuencia, el dolor de cabeza y la migraña son causados por una gastritis crónica o por una digestión lenta y difícil. En mi experiencia clínica, cuando encuentro pacientes con migrañas o dolores de cabeza que comenzaron a una edad temprana, a menudo descubro una o más intolerancias alimentarias que los causan. Hoy en día, el gluten es la causa común, a saber, la pasta, el pan, los bizcochos, las galletas de trigo, espelta y kamut. Para la medicina china, el área afectada por la migraña derecha o izquierda, es decir, el área frontal, supraorbital y el ojo, son áreas inherentes al hígado, la vesícula biliar y, por lo tanto, la digestión. En efecto, cuando a mis pacientes con este tipo de migraña les recomiendo comer cereales sin gluten, comienzan a digerir más rápido y sin fatiga, el estómago mejora y las crisis de migraña se reducen en frecuencia e intensidad, hasta que desaparecen en poco tiempo. Otra hipótesis para explicar las migrañas y los dolores de cabeza de los pacientes con sensibilidad al gluten es una toxicidad directa de los péptidos opioides en el cerebro, con hipoxia neuronal.

Es conocido que la enfermedad celíaca puede desarrollar dermatitis herpetiforme, pero también la sensibilidad al gluten puede provocar dicho trastorno. En muchas ocasiones he tratado dermatitis con picores, con ronchas, eccema resistente al tratamiento, urticaria en sujetos sin alergias alimentarias, simplemente eliminando el gluten de la dieta. La dermatitis atópica, el acné vulgar, la rosácea, pero también el herpes recurrente, se curan con una dieta libre de gluten. Estos sujetos no eran celíacos ni alérgicos al trigo, sino pacientes con sensibilidad al gluten. En estos pacientes con dermatitis de diversos tipos también se daba una fuerte irritación intestinal, con meteorismo abdominal, típico de la disbiosis fermentativa. Siempre he encontrado una correlación entre un intestino colítico y enfermedades de la piel, como si estas últimas eliminaran aquello de lo que el intestino ya no puede hacerse cargo.

Todos los años, poco después del comienzo de la escuela, me encuentro en mi consulta con madres que me traen a sus hijos siempre enfermos: están constantemente llenos de mocos en la nariz, en la garganta, en los oídos, con una tos persistente a pesar de los cuidados. Con frecuencia se enferman de rinitis, otitis, faringitis, amigdalitis, sinusitis, traqueítis, bronquitis, etc., con tos catarral, seca o mixta, que los acompaña de septiembre a abril, a veces incluso con fiebre. Estos pequeños suelen estar cansados desde que se despiertan por la mañana, y presentan profundas ojeras. Se las arreglan para ir a la guardería o a la escuela primaria durante unos días y luego se enferman nuevamente y se quedan en casa otra vez durante varios días, a pesar del tratamiento con antibióticos, cortisona, antiinflamatorios, jarabes, inhaladores, etc. Finalmente, el pediatra, incapaz de resolver el problema, aconseja dejar al niño en casa y le echa la culpa a la escuela. Nada más falso. Son las defensas locales de la nariz y la garganta de estos niños las que están a niveles muy bajos. De hecho, los anticuerpos que nos defienden de la agresión de virus y de bacterias, las inmunoglobulinas IgA superficiales, adheridas a la mucosa respiratoria, están muy bajas y estos niños están, por lo tanto, predispuestos a verse afectados con más frecuencia por enfermedades virales o bacterianas.

En todos estos pacientes pequeños siempre encuentro una colitis muy fuerte con un abdomen hinchado, muy dilatado, típico de la disbiosis fermentativa intestinal.

Las membranas mucosas de nuestro cuerpo se comunican entre sí a través de los mediadores químicos de la inflamación (citocinas, leucotrienos y prostaglandinas), como si formaran una gran red: el «sistema mucoso». Sabiendo que el sistema inmune adherido a las membranas mucosas (MALT) está en un 70 % adherido a la mucosa intestinal (GALT), es obvio que, si la mucosa intestinal está inflamada, también el sistema inmune asociado con la mucosa intestinal pierde eficiencia y los mediadores químicos de inflamación comunican el estado inflamatorio de la mucosa intestinal a todas las demás membranas mucosas, incluida la del tracto respiratorio, causando inflamación indirecta con una disminución de la IgA superficial y la consiguiente disminución de las defensas locales. Todo esto provoca un aumento en la frecuencia y gravedad de las enfermedades virales o bacterianas del sistema respiratorio, incluidas la nariz, la garganta y los oídos.

Una de las causas de la inflamación de la membrana mucosa del intestino y, por lo tanto, de las enfermedades respiratorias recurrentes, es el gluten. Estos niños no sufren de enfermedad celíaca y no son alérgicos al trigo. De hecho, a menudo llegan a mi consulta con el resultado negativo de la prueba de la enfermedad celíaca, el de los anticuerpos anti-transglutaminasa también negativo, pero con mucha probabilidad de sufrir sensibilidad al gluten.

Estos niños, con una dieta libre de gluten, recuperan rápido su salud, ya no se enferman y comienzan a reanudar regularmente las actividades escolares, y no sólo eso, también crecen más, porque asimilan mejor los alimentos introducidos, a menudo tienen más apetito y duermen mejor.

Una de las consecuencias más dolorosas de la sensibilidad al gluten es el dolor muscular y articular. A menudo tengo que tratar a pacientes con muchos dolores musculares o articulares, a veces con el diagnóstico de fibromialgia o artritis de origen no aclarado, suero negativo o enfermedades autoinmunes. La dieta en estos casos es esencial. El consumo de alimentos ácidos debe reducirse drásticamente (harinas refinadas, carnes rojas, leche, productos lácteos frescos, café, té, chocolate, tomates, fruta poco madura, bayas, galletas, dulces, vino, licores, vinagre, aceite de oliva, bebidas azucaradas, miel, azúcares refinados, etc.) y, en su lugar, aumentar la ingesta de más alimentos alcalinos (cereales y harina integral, frutas y verduras también en forma de zumos, patatas, almendras, nueces, plátanos, melones, peras, melocotones, manzanas dulces, castañas, muy pocas proteínas animales, mejor el pescado y sobre todo las proteínas vegetales como las legumbres, el queso parmesano, el azúcar de caña integral, la leche de almendras, el café de cebada, el agua alcalina con un pH superior a 8). Al hacerlo mejoran los síntomas dolorosos e inflamatorios debido a una acidosis grave e hipoxia de los tejidos extracelulares, relacionados con el edema de los mismos. También podemos administrar sales básicas para acelerar la mejora de los síntomas inflamatorios, pero a veces esto no es suficiente. Con mucha frecuencia, entre las diversas intolerancias alimentarias que subyacen a estos trastornos, está la intolerancia al gluten. A menudo, los pacientes con dolor muscular inexplicable o dolor articular incapacitante sufren de sensibilidad al gluten. Una dieta a base de cereales sin gluten proporciona, en unos pocos meses, un beneficio significativo de los síntomas dolorosos en este tipo de pacientes, con una reducción clara en el consumo de medicamentos antiinflamatorios.

En los últimos años, he tenido que tratar cada vez más la tiroiditis autoinmune de Hashimoto, con hipotiroidismo manifiesto. Si una mujer sufre de fatiga inexplicable, bajo estado de ánimo, aumento del colesterol, frío excesivo, aumento de peso, cabello débil fácil de caerse y piel grasosa, hay que pensar en el hipotiroidismo. Por lo tanto, es necesario realizar la dosificación de TSH en la sangre, para comprender si existe o no hipotiroidismo: el valor de TSH debe estar entre 0,5 y 4,0 mlU/l, y si este valor es superior a 4,0 mlU/l significa que sufrimos de hipotiroidismo. Finalmente, para entender si se trata de una tiroiditis de Hashimoto, la dosis de anticuerpos antitiroglobulina y anticuerpos antitiroperoxidasa debe dar un resultado positivo.

¿Por qué la mujer sufre tanto de hipotiroidismo en la última década? No hay semana en la que no trate la tiroides a alguna mujer. ¡Es una verdadera epidemia! La mujer ahora parece ser una víctima predestinada del mal funcionamiento de la tiroides. Vienen a visitarme niñas de 9 y 11 años con tiroiditis autoinmune e hipotiroidismo. En mi investigación sobre las causas de la tiroiditis, me encontré con el gluten. En la literatura médica se conoce la relación entre la enfermedad celíaca y la tiroiditis autoinmune, de modo que ahora todos los endocrinólogos están haciendo el análisis de anticuerpos antitransglutaminasa en la sangre a pacientes hipotiroideos para ver si son celíacos. Pero no todos los pacientes con tiroiditis autoinmune e hipotiroidismo dan positivo en estos anticuerpos, sino que la mayoría de las veces estos pacientes tienen sensibilidad al gluten. Por lo tanto, una dieta basada en cereales sin gluten mejora los parámetros del hipotiroidismo. La TSH disminuye gradualmente, volviendo a la normalidad, a menudo con la necesidad de reducir la dosis de hormonas de reemplazo tiroideo en la terapia.

Otra consecuencia generalizada de la mala digestión del gluten es el excesivo y rápido aumento de peso.

A menudo, los niños de 9 a 10 años con sobrepeso o muy obesos tienen un problema importante con el gluten. Son niños que no padecen la enfermedad celíaca, pero son sensibles al gluten y son dependientes de la pasta, el pan y la pizza, en otras palabras, de los carbohidratos, con harina de trigo refinada. Es decir, cuanto más comen, más deben comer. Este efecto sobre el hambre se debe tanto a los péptidos opioides, derivados proteicos mal digeridos de la gliadina que se unen a los receptores opioides en el centro del hambre, creando dependencia de los alimentos con almidón, como también al aumento de la grelina que estimula el apetito con bulimia. Estos niños mejoran considerablemente con una dieta de cereales sin gluten. Con esta alimentación, tienden a remodelar naturalmente su cuerpo, aumentando su altura sin aumentar su peso en exceso.

La sensibilidad al gluten también puede provocar un aumento de peso desmedido en los adultos. Cuando el paciente informa que ha aumentado una docena de kilos en seis meses o un año, inmediatamente pienso en una mala digestión del gluten. De hecho, como con todas las intolerancias alimentarias, también con las intolerancias al gluten se debe alcanzar un cierto umbral más allá del cual comienzan los trastornos. Durante años pensamos que podemos comer de todo y más, y luego, a partir de cierto día, ya no es así, nuestro sistema de purificación está saturado, hemos excedido el umbral de tolerancia. Esto también es cierto para el gluten. Hasta cierto día comemos pasta, pan, pizza, bizcochos, galletas de trigo y estamos bien, pero un día, estos alimentos que siempre hemos comido se convierten en una fuente de enfermedades para nosotros. En particular, cuando nos volvemos intolerantes al gluten, comenzamos a retener muchos líquidos y aumentamos de peso rápidamente, porque además de aumentar de peso, llenamos de agua nuestro cuerpo. Somos como esponjas llenas de agua, con manos, párpados, cara, piernas y vientre hinchados. La diuresis diurna se reduce, mientras que por la noche a menudo nos levantamos para ir al baño a orinar. Además de un aumento desproporcionado del peso corporal, a menudo se asocia un aumento de la presión arterial. Finalmente, el médico nos hace una revisión y nos dice que tomemos más agua para aumentar la diuresis y nos prescribe diuréticos. Al hacerlo, no resolvemos o resolvemos parcialmente nuestros problemas, sin tratarlos. En mi experiencia clínica siempre he visto que una dieta a base de cereales sin gluten en estos pacientes hace que su peso baje rápidamente, con un aumento considerable en la producción de orina en las primeras semanas. Hay que recordar que, para ser digerido, el gluten requiere mucha agua, hasta el 70% de su peso. Si el gluten, o la gliadina, no se digiere adecuadamente, reclama mucha más agua de la que debería y, por lo tanto, nuestros riñones ya no pueden eliminarla de forma apropiada, por lo que aumentamos de peso, especialmente por la retención de líquidos. También aumentamos de peso debido a un incremento del apetito relacionado con un mayor nivel de la grelina en la sangre estimulado por los péptidos opioides de la gliadina, pero también debido a una mala digestión de las grasas, siempre a causa de los péptidos opioides.

Veo, asimismo, a muchas mujeres con cistitis recurrente y/o vaginitis. Son mujeres que durante años sufren de estos trastornos, incluso mensualmente. Ya han sido tratadas en repetidas ocasiones con antibióticos o, en el caso de la vaginitis, incluso con antifúngicos, tanto locales como sistémicos. Los trastornos no desaparecen, se vuelven crónicos, las infecciones regresan sistemáticamente a pesar del tratamiento adecuado para el episodio agudo. ¡Debemos cambiar la estrategia terapéutica y no sólo eso, debemos cambiar también nuestro punto de vista! Si observamos detenidamente, siempre se trata de infecciones urinarias con bacterias intestinales *(Escherichia coli,* por ejemplo) e infecciones vaginales con hongos saprofitos intestinales (candidiasis). En el intestino, estas bacterias y estos hongos son saprófitos, es decir, son amigos que nos ayudan, pero en el tracto urinario o genital son patógenos que nos enferman, ¡son enemigos contra los que luchar! ¿Pero cómo terminan allí? Si el intestino se encuentra en un estado de disbiosis fermentativa, estas bacterias u hongos, desde el intestino y a través del sistema linfático, migran al nivel urinario o genital. En resumen, el problema urinario o vaginal es un problema secundario, el verdadero problema está en el nivel de la mucosa intestinal, o microbiota intestinal, altamente disbiótico. Entre las diversas causas de la disbiosis intestinal se pueden encontrar las intolerancias alimentarias y, en particular, la sensibilidad al gluten.

Los péptidos opioides escasamente digeridos de la gliadina son una de las causas de la disbiosis intestinal. En mi experiencia clínica, las pacientes con cistitis y/o vaginitis recurrentes a menudo sufren de sensibilidad al gluten. De hecho, una dieta libre de gluten tiende a resolver el problema de las recurrencias. Sin gluten, la mujer ya no enferma más de cistitis y vaginitis recurrente, porque su intestino ha vuelto a un estado de eubiosis.

Una de las consecuencias menos conocidas de la sensibilidad al gluten son los trastornos del estado de ánimo: ansiedad, insomnio y depresión. A menudo me he encontrado pacientes con intestinos irritables, pero también muy ansiosos o con trastornos del sueño y, en algunos casos, incluso deprimidos. Una dieta libre de gluten no sólo curó sus colitis, sino que también mejoró rápidamente sus estados de ánimo y la calidad del sueño y, a menudo, hizo desaparecer el estado de ansiedad no motivada. Todo esto tiene una explicación científica. La mucosa del intestino está cubierta por las células mucosas, pero entre ellas también están las células de enterocromafina que producen adrenalina, noradrenalina y serotonina, las moléculas de la ansiedad y del estado de ánimo. El intestino produce más serotonina que el cerebro, razón por la cual el intestino es conocido como el «segundo cerebro». Un intestino colítico, en estado de disbiosis, se encuentra en un estado inflamatorio grave. Una de las causas de la disbiosis intestinal son los péptidos opioides de la gliadina. Al tratar el estado inflamatorio de la mucosa intestinal con una dieta libre de gluten, las células de enterocromafina también reanudan su normal funcionamiento, restaurando los valores óptimos de adrenalina, noradrenalina y serotonina para nuestro organismo. Así es como una dieta sin gluten también puede mejorar el estado de ánimo, el sueño y calmar la ansiedad. Otra hipótesis para explicar los síntomas ansiosos y depresivos presentes en pacientes con sensibilidad al gluten es una toxicidad directa de los péptidos opioides en el cerebro.

Capítulo 4

LOS CEREALES Y LOS NO CEREALES SIN GLUTEN

En la naturaleza hay una gran variedad de plantas cuyas semillas no contienen gluten, pero la información sobre ellas a menudo es confusa y engañosa. Distinguimos los **cereales sin gluten** como el maíz, el arroz, el mijo y el teff, pertenecientes a la familia de las gramíneas y los **no cereales sin gluten**, como el alforfón, la quinoa y el amaranto, plantas de diferentes familias, pero que no pertenecen a la de las gramíneas.

Estos últimos se denominan «cereales», aunque en realidad no lo son, debido a que sus frutos tienen forma de grano y, como los cereales, se prestan bien para ser consumidos en grano o para ser molidos y, una vez secados, dan excelentes harinas para consumo humano.

Los no cereales sin gluten son particularmente ricos en aminoácidos esenciales (fenilalanina, isoleucina, histidina, leucina, lisina, metionina, treonina, triptófano, valina) y, por lo tanto, son un soporte válido para una dieta vegetariana o vegana, donde es posible su deficiencia.

Analicemos ahora las características de cada uno de estos cereales y no cereales sin gluten.

Cereales sin gluten

MAÍZ

En 100 g de maíz encontramos:	
Glúcidos	(74,26 g)
Lípidos	(7,02 g)
Proteínas	(9,42 g)
Fibras	(7,30 g)
Vitaminas:	
Vitamina A	(214 mg)
Vitamina E	(0,40 mg)
Vitamina B1	(0,385 mg)
Vitamina B3	(3,627 mg)
Vitamina B5	(0,424 mg)
Vitamina B6	(0,622 mg)
Sales minerales:	
Calcio	(7 mg)
Hierro	(2,71 mg)
Fósforo	(210 mg)
Magnesio	(127 mg)
Potasio	(287 mg)
Sodio	(35 mg)
Selenio	(15,5 mg)
Zinc	(2,21 mg)

El maíz es una planta de la familia de las gramíneas nativa del centro-sur de América que también se presta bien a ser cultivada en nuestras latitudes, como por ejemplo en el norte de Italia. Se ha utilizado desde la antigüedad, especialmente en forma de harina para producir polenta, pan y pasta, pero también se puede consumir como panícula cruda, hervida o asada, o un uso reciente de este cereal se ve servido en las mesas en el desayuno en forma de copos de maíz o en las comidas principales en forma de pasta. De sus granos se extrae en frío un aceite rico en grasas poliinsaturadas y vitamina E.

El maíz proporciona una ingesta energética de 365 kcal por cada 100 g y es rico en ácidos grasos omega 6 (2,097 g/100 g).

Una dieta basada únicamente en maíz es antinutricional, porque este cereal contiene poco triptófano, y la niacina (vitamina B3 o vitamina PP) presente está muy asimilada, por lo que hay escasez de estas dos sustancias. Durante la guerra, los granjeros, que se alimentaban sólo de maíz, se vieron afectados por la pelagra: una enfermedad causada por el déficit de vitamina B3 y de triptófano, con síntomas en la piel (dermatitis), en las membranas mucosas gastrointestinales (diarrea) y en el sistema nervioso (demencia), hasta la muerte.

MIJO

En 100 g de mijo encontramos:	
Glúcidos	(72,85 g)
Lípidos	(4,22 g)
Proteínas	(11,02 g)
Fibras	(8,50 g)
Sales minerales:	
Hierro	(3,81 mg)
Magnesio	(114 mg)
Manganeso	(1,632 mg)
Fósforo	(285 mg)
Potasio	(195 mg)
Cobre	(0,750 mg)
Vitaminas:	
Vitamina B3	(4,720 mg)
Vitamina B5	(0,848 mg)
Vitamina B6	(0,384 mg)

El mijo es una planta de la familia de las gramíneas, nativa del sur de Asia y que posteriormente se extendió a Europa. Ya conocido en la época de los griegos y de los romanos, el mijo se cultiva actualmente en Asia (China e India), pero sobre todo en África. En Italia, la mayor producción de mijo se destina a la alimentación de las aves. En nutrición humana, se usa en grano sin cáscara y su utilización aumenta considerablemente gracias a la cocina vegetariana y vegana.

Su composición proteica es más equilibrada que la del arroz y del trigo. Es muy bueno para el cuidado de los dientes, la piel, el cabello y las uñas, y se usa comúnmente en el embarazo, durante la lactancia y en los niños pequeños, ya que es rico en hierro, vitaminas del grupo B y ácidos grasos poliinsaturados.

El mijo proporciona una ingesta energética de 378 kcal por cada 100 g y es rico en ácidos grasos omega 6 (2,015 g/100 g).

ARROZ INTEGRAL

En 100 g de arroz integral encontramos:	
Glúcidos	(77,24 g)
Lípidos	(2,92 g)
Proteínas	(7,94 g)
Fibras	(3,50 g)
Vitaminas:	
Vitamina B1	(0,401 mg)
Vitamina B3	(5,091 mg)
Vitamina B5	(1,493 mg)
Vitamina B6	(0,509 mg)
Vitamina E	(1,20 mg)
Sales minerales:	
Calcio	(23 mg)
Fósforo	(333 mg)
Hierro	(1,47 mg)
Manganeso (2,68 mg)	(127 mg)
Magnesio	(121 mg)
Potasio	(510 mg)
Cobre	(0,450 mg)
Selenio	(13,9 mg)
Sodio	(6 mg)
Zinc	(3,73 mg)

El arroz es una planta de la familia de las gramíneas, originaria de Extremo Oriente (China) y llegó a Italia desde Sicilia. Se cultiva en muchas variedades: Arborio, Carnaroli, Baldo, Silla, Vialone Nano, etc. En la India se cultiva el basmati, mientras que en Tailandia se cultiva el arroz salvaje y en América el Wild Rice. El arroz ocupa el segundo lugar en el mundo en producción después del trigo. Se utiliza tanto en grano como en harina. Con arroz también se prepara una excelente pasta. El arroz integral proporciona una ingesta energética de 370 kcal por 100 g y es rico en ácidos grasos omega 6 (1,193 g/100 g). Contiene hasta 4 veces más nutrientes que el arroz blanco.

TEFF

En 100 g de teff encontramos:	
Glúcidos	(73 g)
Proteína	(13 g)
Fibras	(8 g)
Sales minerales:	
Calcio	(180 mg)
Potasio	(427 mg)
Sodio	(12 mg)
Magnesio	(184 mg)
Hierro	(7,6 mg)
Vitaminas:	
Vitamina A	(9 mg)
Vitamina B1	(11,7 mg)
Vitamina B2	(0,5 mg)
Vitamina B6	(0,5 mg)

El teff es una planta de la familia de las gramíneas. Su cultivo se origina en Etiopía entre el año 4000 y el 1000 a. C. y hoy en día también está muy extendido en Eritrea, Australia e India. Es un cereal muy rentable, de hecho, con muy pocas semillas, cuyas dimensiones son mucho más pequeñas que las de todos los demás cereales, ¡es posible sembrar un campo entero! Hay dos variedades de teff, blanco y rojo, según el color de la semilla. Las semillas de teff son extremadamente resistentes a la humedad, al calor, al moho y a la deshidratación. Los granos de teff se pueden moler para formar harinas utilizadas en productos de panadería.

La extraordinaria propiedad del teff radica en el notable contenido de proteínas y en que también contiene hasta ocho aminoácidos esenciales. Además, dado que durante la molienda es imposible separar las diversas partes, la harina amarilla y opaca obtenida es integral. El teff proporciona una ingesta de energía de 367 kcal por 100 g y es rico en ácidos grasos omega 3 (1,352 g/100 g) y omega 6 (9,362 g/100 g).

No cereales sin gluten

ALFORFÓN

En 100 g de trigo sarraceno encontramos:	
Glúcidos	(71,50 g)
Lípidos	(3,40 g)
Proteínas	(13,25 g)
Fibras	(10 g)
Vitaminas:	
Vitamina B2	(0,425 mg)
Vitamina B3	(7,02 mg)
Vitamina B5	(1,233 mg)
Vitamina B6	(0,210 mg)
Sales minerales:	
Manganeso	(1,3 mg)
Magnesio	(231 mg)
Calcio	(18 mg)
Cobre	(1,1 mg)
Hierro	(2,2 mg)
Aminoácidos:	
Lisina	(0,672 mg)
Leucina	(0,832 mg)
Alanina	(0,748 mg)
Arginina	(0,992 mg)
Glicina	(1,031 mg)
Serina	(0,685 mg)
Valina	(0,678 mg)

El alforfón es una planta de la familia de las poligonáceas trigo sarraceno, originaria de Asia (China, Siberia) y llegó a Europa a través de Rusia, actualmente es muy popular en Francia y Alemania. En Italia se cultiva en Bolzano y Sondrio, donde se preparan polenta *taragna* y *pizzoccheri*. Dado el alto contenido de proteínas, el alforfón puede considerarse una legumbre «ligera» o un cereal particularmente nutritivo, porque es rico en aminoácidos, muchos de los cuales son esenciales.

El alforfón proporciona una ingesta de energía de 343 kcal por 100 g y es rico en ácidos grasos omega 6 (0,961 g/100 g).

QUINOA

En 100 g de quinoa encontramos:	
Glúcidos	(68,90 g)
Lípidos	(6,07 g)
Proteínas	(14,12 g)
Fibras	(10 g)
Vitaminas:	
Vitamina B2	(0,396 mg)
Vitamina B3	(2,93 mg)
Vitamina B5	(0,772 mg)
Vitamina B6	(0,487 mg)
Vitamina A	(14 mg)
Vitamina E	(2,44 mg)
Sales minerales:	
Calcio	(47 mg)
Hierro	(4,57 mg)
Manganeso	(2,26 mg)
Magnesio	(210 mg)
Potasio	(740 mg)
Sodio	(21 mg)
Zinc	(3,3 mg)
Fósforo	(457 mg)
Aminoácidos:	
Lisina	(0,766 g)
Metionina	(0,309 g)
Arginina	(1,091 g)
Isoleucina	(0,504 g)
Leucina	(0,840 g)
Prolina	(0,703 g)
Valina	(0,678 mg)

La quinoa es una planta de la familia de las chenopodiáceas, igual que las espinacas y la remolacha. Es originaria de Sudamérica. El grano es rico en proteínas y muy digestible. Contiene muchos aminoácidos, todos esenciales. Se utiliza tanto en grano como en forma de harina. También se puede preparar pasta con ella. Hay tres variedades: roja, amarilla y negra. Es útil en los estados de deficiencia de vitaminas del grupo B, en la convalecencia, en niños y ancianos, dado el alto contenido de proteínas. Como también es rica en riboflavina (vitamina B2) es útil en sujetos que sufren de migraña.

La quinoa proporciona una ingesta energética de 374 kcal por 100 g y es rica en ácidos grasos omega 3 (0,260 g/100 g) y omega 6 (2,214 g/100 g).

AMARANTO

En 100 g de amaranto encontramos:	
Glúcidos	(66,17 g)
Lípidos	(7,02 g)
Proteínas	(14,45 g)
Fibras	(6,7 g)
Vitaminas:	
Vitamina B2	(0,285 mg)
Vitamina B3	(4,604 mg)
Vitamina B5	(4,457 mg)
Vitamina B6	(0,591 mg)
Sales minerales:	
Calcio	(159 mg)
Hierro	(7,61 mg)
Magnesio	(266 mg)
Manganeso	(3,333 mg)
Fósforo	(557 mg)
Potasio	(508 mg)
Sodio	(21 mg)
Aminoácidos:	
Lisina	(0,747 g)
Leucina	(0,899 g)
Arginina	(1,060 g)
Glicina	(1,636 g)
Prolina	(1,484 g)
Serina	(1,148 g)
Valina	(0,679 g)

Planta de la familia de las amarantáceas, originaria de América Central, fue el cereal de los incas y de los aztecas y también fue ampliamente utilizado por los romanos. Tiene los granos muy pequeños y se pueden consumir simplemente hirviéndolos. Las semillas son ricas en proteínas y también en aminoácidos esenciales, así como en muchas sales minerales como el hierro, el calcio, el magnesio y el fósforo. Es muy adecuado para los niños, las mujeres embarazadas y los ancianos.

El amaranto proporciona una ingesta energética de 374 kcal por 100 g y es rico en ácidos grasos omega 6 (2,834 g/100 g).

Capítulo 5

GASTRITIS
Y COLON IRRITABLE

Todos los días recibo muchos pacientes con gastritis y/o colitis. A menudo en estos casos hablamos de gastritis crónica con hernia de hiato, de enfermedad por reflujo gastroesofágico y colon irritable crónico. Los pacientes están desanimados por estos diagnósticos «crónicos», pero no han perdido todas sus esperanzas. Intentan comprender si hay uno o más alimentos que no toleran y que pueden crear estos trastornos molestos. Como siempre les digo a mis pacientes, en lugar de que la enfermedad sea crónica, a menudo los que son crónicos son los malos hábitos alimenticios; un estilo de comida dictado por una impronta familiar de malos alimentos durante generaciones, con historias de gastritis y colitis familiar de la bisabuela, la abuela, la madre, el padre, etc.

El dolor de estómago, la acidez estomacal, la sensación de peso, la plenitud, la pesadez, la hinchazón después de las comidas, el dolor detrás del esternón, el ardor de garganta, la pérdida de voz, la tos, son los síntomas típicos de la gastritis con reflujo gastroesofágico.

El abdomen hinchado, la tensión más o menos dolorosa del colon, el dolor cólico, la irregularidad del intestino en sentido estíptico o diarreico, que a veces se alternan entre sí, son los síntomas más comunes del colon irritable.

Muchos alimentos causan gastritis e intestinos irritables, pero el gluten también ha jugado un papel importante en los últimos años. Consumir sólo cereales como trigo, espelta, kamut, cebada, centeno y avena nos expone constantemente al contacto repetido con el gluten. Pasta, pan, galletas, palitos de pan, aperitivos, bizcochos, pasteles, pizzas etc.; cambiamos la forma, pero consumimos grandes cantidades de gluten todos los días (20 g), dado que estos productos de panadería están hechos principalmente de trigo, que es el cereal más rico en gluten (11%). Y tampoco olvidemos que los productos horneados se preparan principalmente con harina de trigo tipo 0 o doble 0, es decir, con harinas refinadas y muy ácidas. Sería mejor consumir harinas de trigo de tipo 1 o 2.

El gluten, si no se digiere bien, forma un tipo de pegamento que cubre las membranas mucosas del estómago y de los intestinos, causando inflamación grave de las membranas mucosas con un aumento de la acidez del estómago y alteraciones de la flora bacteriana adherida a las membranas mucosas del intestino delgado y del colon, con disbiosis fermentativa grave, mala digestión y mala absorción de nutrientes esenciales, como las proteínas y las grasas, pero también de vitaminas y de sales minerales.

El efecto final, y el motivo más común para la consulta médica, es la hinchazón del vientre; alta, por encima del ombligo, si está implicado sobre todo el estómago, y baja, por debajo del ombligo, si es el colon el que está sufriendo. Pero a veces todo el abdomen está hinchado, ya que muy a menudo están involucrados tanto el estómago como el intestino. Cuando la hinchazón abdominal es central, en el área umbilical, el intestino delgado sufre. Hace unos años se clasificó un nuevo síndrome que se bautizó como «síndrome de sobrecrecimiento bacteriano en el intestino delgado» o SIBO (*small intestinal bacterial overgrowth*) por el que se da un crecimiento exagerado de bacterias en el intestino delgado, al menos de 10 a 15 veces más de lo normal, y al mismo tiempo una modificación de las cepas de población bacteriana, que tienden a parecerse más a las del colon. Los síntomas son intestinales (hinchazón, borborigmo, dolor abdominal, diarrea, dispepsia) y extraintestinales (malabsorción, pérdida de peso, anemia, neuropatía por deficiencia de vitamina B12, osteoporosis, tetania por hipocalcemia por deficiencia de vitamina D).

Aquí hay dos historias típicas de pacientes que sufren de sensibilidad al gluten con gastritis crónica y un colon irritable crónico.

Marcella, 45 años

Marcella viene a mi consulta para tratarse una gastritis crónica con hernia de hiato y reflujo gastroesofágico. Ha tenido problemas estomacales durante muchos años. Las gastroscopias repetidas a lo largo del tiempo siempre muestran gastritis crónica, con una enfermedad por reflujo gastroesofágico, debido a una hernia de hiato por deslizamiento, sin encontrar nunca la presencia de *Helicobacter pylori*. Constantemente tratada con medicamentos llamados inhibidores de la bomba de protones (IBP), pasa de períodos de bienestar a períodos agudos, especialmente en primavera y otoño.

Marcella viene a mí porque en los últimos tiempos le duele más el estómago, a pesar de la atención continua con los IBP. Con el tiempo, las dosis de IBP se han incrementado, pero sin ningún beneficio constatable. Marcella me pregunta si una cura homeopática puede ayudarla. Le pregunto cómo se siente después de las comidas, cómo digiere. Me dice que la digestión es muy lenta e inmediatamente después de comer siente que se le hincha el estómago, que se siente pesada y que, además, le entra mucho sueño. Algunas horas después de la comida empieza el ardor. Le pregunto qué comida digiere peor. Ella me dice que definitivamente el almuerzo. Le pregunto cómo van sus intestinos. Me dice que es regular, que evacúa todos los días. Le pregunto qué come. Marcella me dice que por la mañana ha desayunado en el bar durante años: capuchino y brioche. Para el almuerzo, come en el comedor de su lugar de trabajo, también desde años: pasta con varios condimentos y verduras. Por la noche cena carne con verduras, un panecillo y fruta. Una vez a la semana consume huevos o quesos madurados. La pizza no falta en su dieta pero, cuando la come, se pone enferma. Por la noche no duerme, tiene dolores de estómago y mucha sed. En cualquier caso, me dice que siempre duerme mal. Acostumbra a despertarse con mucha sed a las 2:00 o 3:00 de la madrugada para beber agua.

Le hago el test de la enfermedad celíaca, cuyo resultado da negativo. Marcella no es celíaca. En la exploración destaca un abdomen meteórico en la zona superior, la del estómago, con sensibilidad a la palpación de ese punto.

Le aconsejo que siga una dieta de cereales sin gluten durante 4 semanas y continúe su tratamiento con IBP.

¡Marcella regresa después de 4 semanas y me dice que los medicamentos funcionan mejor! Con la pasta sin gluten digiere mucho mejor, no se le hincha el estómago y ya no siente el estómago pesado. Tampoco le entra somnolencia después del almuerzo. También me cuenta que ya no tiene acidez estomacal dos horas después de la comida. Ahora duerme bien por la noche y ya no se despierta para beber agua. Le sugiero que continúe la dieta sólo con cereales sin gluten durante otros 2 meses e insista con sus tratamientos con IBP.

La veo de nuevo después de 2 meses y está bien. Me dice que digiere bien, que ya no tiene dolor de estómago y que por su propia voluntad ha dejado de tomar medicamentos para el estómago durante un mes. Esto último no me convence, pero estoy feliz por ella de todos modos, ¡resolvió una gastritis crónica! Le digo que continúe comiendo cereales sin gluten y que, si comienza a sufrir dolores de estómago nuevamente, tendrá que volver a tomar los medicamentos para la gastritis.

Veo a Marcella nuevamente después de un año. Está bien, no ha tenido problemas estomacales y digiere bien. Incluso puede comer pizza de Kamut una vez por semana.

Giovanna, 34 años

Giovanna viene a mi consulta para tratarse una colitis grave con descargas diarias de diarrea. Desde que estaba en la escuela secundaria sufre de dolor cólico intenso, con descargas diarreicas ocasionales, alternadas con largos períodos de estreñimiento. Trató de suspender la ingesta de muchos alimentos, probó muchos tratamientos, pero los efectos positivos duraron sólo unas pocas semanas y luego se reanudaron el dolor de cólico y las descargas diarreicas. Siempre le han dicho que sufre de un colon irritable de origen nervioso.

También me comenta que tiene el vientre muy hinchado. Se le hincha mucho después de las comidas, especialmente tras el almuerzo, por lo que debe abrirse el botón de los pantalones o aflojarse la falda. ¡Por la tarde parece embarazada de cinco meses! También sufre de períodos de dolor lumbar bilateral intenso, más fuerte en la zona izquierda. A veces, también sufre cistitis, proveniente de la *Escherichia coli*. Le pregunto cómo digiere. Giovanna me dice que su digestión es muy lenta. La exploración evidencia un vientre muy hinchado, especialmente en los sectores bajos, por debajo del ombligo. Siente mucho dolor en el colon, más en la zona izquierda, en el colon descendente. Le pregunto qué come. Me dice que para desayunar tostadas con mermelada y té, para el almuerzo pasta con varios condimentos y verduras crudas, galletas saladas a media tarde y para cenar carne o pescado o huevos o bien queso con verduras y pan. Por la noche, come galletas frente a la televisión. Le hago la prueba de la enfermedad celíaca, que da resultados negativos. Le sugiero que siga una dieta de cereales sin gluten durante 4 semanas.

Giovanna vuelve a mi consulta después de 4 semanas. Me dice que después de 10 días desde el comienzo de la dieta, el abdomen comenzó a deshincharse y el intestino funcionó de manera regular durante una semana, sin descargas diarreicas. Ya no tiene dolores cólicos. Al comer pasta sin gluten, la digestión mejora mucho más rápido. Le aconsejo que continúe con la dieta de cereales sin gluten durante otros dos meses.

Después de dos meses Giovanna regresa. Me dice que está bien. El abdomen ya no se le hincha, el intestino se vacía regularmente, la digestión es normal, no tiene cistitis y ha perdido 4 kg, especialmente en el área de las caderas y los muslos. Se siente feliz, me dice que ya no volverá a comer cereales con gluten, está muy bien, como no lo había estado en años.

Capítulo 6

CISTITIS Y VAGINITIS

A menudo debo tratar a mujeres con cistitis o vaginitis recurrente, aunque no sea ni urólogo ni ginecólogo.

La mayoría de las veces son cistitis provocadas por la *Escherichia coli*, una bacteria saprófita para el intestino, pero patógena para el colon. La pregunta que mis pacientes me hacen a menudo es por qué se encuentra una bacteria intestinal en el tracto urinario. Ciertamente no porque la mujer no tenga una buena higiene íntima o porque se lave mal externamente. La ruta que conduce a *Escherichia coli* desde el colon al tracto urinario es la ruta linfática, que es una ruta interna. Cuando el intestino es disbiótico, hay un exceso de colonias de *Escherichia coli*, que ya no son controladas por otras colonias de bacterias aerobias y anaerobias intestinales. En ese punto la *Escherichia coli* migra al tracto urinario y causa cistitis aguda, pero también crónica, intersticial, a veces difícil de tratar, especialmente si es recurrente desde hace mucho tiempo. Lo que hay que hacer en estos casos es devolver la flora bacteriana intestinal a la eubiosis, modificando la dieta. Incluso en estas situaciones, a menudo constato que las pacientes tienen un problema con el gluten. Con frecuencia son mujeres que sufren de sensibilidad al gluten y no lo saben.

También en el caso de la vaginitis recurrente, a menudo por *Candida albicans*, nos encontramos con un problema relacionado con la disbiosis intestinal. Es importante saber que en nuestros intestinos, además de miles de millones de bacterias aerobias y anaerobias, hay muchas especies de cándida, saprófita, esférica o amiga. Estas especies coexisten entre sí, controlan su crecimiento, viven bien y nos ayudan en nuestras defensas y en la producción de vitaminas del grupo B. Si por alguna razón las especies bacterianas intestinales se reducen en el número de colonias, la cándida crece más de lo debido y cambia de forma, se convierte en bastón, con hifas, patógena y enemiga. Las causas más comunes de disbiosis intestinal con reducción de la flora bacteriana saprófita y un exceso de cándida son cinco: antibióticos, cortisona, estrógenos-progestinas, inhibidores de la bomba de protones para el estómago (PPI) y antiinflamatorios no esteroides (AINE). Incluso una dieta incorrecta, rica en azúcares simples y complejos refinados (harinas blancas), favorece el desarrollo de una disbiosis intestinal sobre una base micótica. Desde el intestino, la cándida patógena vía linfática alcanza el nivel vaginal y desencadena una vaginitis aguda con picores, ardor y pérdidas blancas caseosas. También en este caso para curar la vaginitis recurrente por cándida es necesario restaurar la eubiosis intestinal, comenzando por la dieta. En muchos casos de vaginitis recurrente, me he encontrado frente a un problema con el gluten, es decir, con mujeres que sufrían de sensibilidad al gluten. El gluten a menudo causa una disbiosis intestinal, con un aumento de la permeabilidad intestinal, un abdomen muy hinchado por la mañana y una sensación muy pesada de cansancio al despertar.

Stefania, 32 años

Stefania es una chica hermosa, alta, delgada y rubia. Viene a mi consulta porque sufre de cistitis recurrente. La ha estado sufriendo desde hace muchos años. La primera cistitis que padeció se remonta a los 18 años. La tiene una o dos veces al año. Muy fuerte, a veces hemorrágica. El cultivo de orina siempre ha mostrado la presencia de una bacteria, *Escherichia coli*. Si tomaba antibióticos se sentía mejor. Sin embargo, con el tiempo, las cistitis se han vuelto cada vez más frecuentes. Hoy me dice que son mensuales y que nunca se siente bien cuando orina. La bacteria en la orina es siempre la misma: *Escherichia coli*. Los antibióticos son cada vez menos efectivos.

Ahora Stefania me pide una cura natural para su cistitis mensual. Sus cistitis cursan con muchos dolores ardientes al orinar, dolor posmicción muy intenso, necesidad de ir al baño a menudo para orinar, pero no orina, nunca tiene fiebre. Le pregunto a Stefania cómo funcionan sus intestinos. Sorprendida por mi pregunta, me dice que siempre ha sido su problema: hinchazón del vientre, alternancia entre estreñimiento y diarrea. También señala que cada vez que tiene descargas diarreicas con heces deshechas comienza la cistitis.

Le pregunto qué come. Ella me dice que siempre come fuera de casa: desayuna en el bar, brioche y capuchino, galletas saladas a media mañana, pasta con verduras para el almuerzo, té con galletas por la tarde y ternera o pollo con verduras o pescado o bien un sándwich por la noche para la cena. Después de la cena, algunas galletas o chocolate. La exploración evidencia un abdomen muy hinchado, con una fuerte sensibilidad del colon ascendente y descendente. Le hago la prueba de la enfermedad celíaca, cuyo resultado da negativo.

Le propongo una dieta sin gluten durante 4 semanas. Ella está de acuerdo. Después de 4 semanas vuelve a mi consulta. El abdomen está menos hinchado y el intestino se vacía más regularmente, va al baño una vez al día, con heces formadas. Al comienzo del cambio de dieta tenía cistitis, tratada con éxito con un fitofármaco. Se siente mejor en general. También ha perdido 2 kilos. Le sugiero que continúe con la dieta sin gluten durante otros 2 meses. Después de 2 meses, Stefania vuelve a visitarnos. Se encuentra bien. El intestino ha funcionado regularmente todos los días y el abdomen ya no está hinchado. Ha tenido únicamente una cistitis ligera, tratada con éxito con un fitofármaco. Le propongo que continúe la dieta sólo con cereales sin gluten durante otros 4 meses más. Después de ese período, Stefania regresa a mi consulta. ¡Está bien y no ha tenido cistitis! Me dice: «Doctor, siempre seguiré comiendo cereales sin gluten, me siento muy bien».

Michela, 28 años

Michela viene de visita porque sufre de vaginitis recurrente. Comenzó a los 16 años, primero una vez al año, pero luego se convirtieron en semestrales, y ahora son mensuales. Antes de cada ciclo sufre de ardor, picores y pérdidas blancas muy molestas. El ginecólogo dice que son vaginitis debido a cándidas. Siempre ha seguido tratamientos locales, que le eliminan temporalmente las molestias, ¡pero, luego, al mes siguiente vuelve a tener! Michela está muy enojada y triste. Esta vaginitis la afecta mucho, especialmente en las relaciones íntimas con su pareja. Está desilusionada y piensa que nunca se librará de este trastorno (¡lo llama «pesadilla»!). Me dice que siempre está muy cansada, que le falta energía.

Le pregunto cómo va su digestión. Me dice que si come pasta o pan, el estómago se le hincha mucho. Pero la mayor perturbación está en el intestino: su estreñimiento siempre ha sido muy acentuado, va al baño una vez por semana, con suerte. Sufre una gran hinchazón del vientre, ya por la mañana cuando se despierta. Me dice: «¡Parece que estoy embarazada de cinco meses!». La exploración manifiesta un abdomen muy hinchado y dilatado. No doloroso, pero enorme. Realizo la prueba para descartar la enfermedad celíaca, pero es negativa.

Le propongo a Michela una dieta durante 4 semanas a base de cereales sin gluten. Ella está dispuesta a hacer cualquier cosa y dice que sí. Veo a Michela nuevamente después de 4 semanas. Su vientre está menos hinchado. El intestino se vacía con mayor regularidad, se descarga cada 2 o 3 días, ¡y eso para ella ya es un milagro! Está menos cansada y trabaja mejor. A nivel vaginal tiene menos picores y ardor, y ya no ha tenido pérdidas blancas caseosas antes del ciclo. Le aconsejo que continúe la dieta sin gluten durante otros 2 meses. Después de ese período, Michela regresa con una sonrisa. El vientre definitivamente está menos hinchado y me dice: «¡Ya no me preguntan si estoy embarazada!». A nivel vaginal también está mejor, ya no hay picores ni ardor, no hay pérdidas antes de los ciclos.

Incluso las relaciones íntimas con la pareja han mejorado. Tiene mucha más energía, nunca está cansada. Le propongo que continúe esta dieta de cereales sin gluten durante otros 4 meses y me dice: «Doctor, seguiré con esta dieta para siempre, ¡me siento tan bien!».

Capítulo 7

FATIGA CRÓNICA
Y ANEMIA

A menudo visito a personas que se han quejado de fatiga crónica durante años. No se trata del cansancio propio del final de la jornada, sino de un agotamiento ya por la mañana, al despertar. Son pacientes que se despiertan cansados y luego se arrastran cansados durante todo el día, hasta la noche. Se sienten sin energía, con las «baterías agotadas» y no pueden recargarlas. Todo lo que hacen les cuesta mucho esfuerzo y agrava su fatiga. Realizan un gran esfuerzo para llevar a cabo las actividades comunes de la vida cotidiana. Los análisis de sangre, para excluir de enfermedades relacionadas con la fatiga crónica, siempre dan resultados negativos. En algunos casos podemos encontrar anemia por deficiencia de hierro o de vitamina B inexplicables. La enfermedad celíaca no está presente. Las terapias con hierro y vitaminas B no producen los resultados deseados. A menudo, estos pacientes asténicos son tratados como pacientes deprimidos o ansiosos.

Las astenias pueden tener muchas causas: una dieta que carece de suministros nutricionales, pérdida de sangre (menstruación abundante, úlceras, etc.), enfermedades como la mononucleosis, la fiebre aftosa humana, la toxoplasmosis, la enfermedad de Crohn, la colitis ulcerosa, la enfermedad celíaca, el hipotiroidismo y las enfermedades autoinmunes, pero también muchos tipos de cáncer. Siempre es bueno investigar a fondo cuando un paciente se queja de fatiga crónica, para descartar enfermedades graves.

Una de las «nuevas» causas de la fatiga crónica y de la anemia es la sensibilidad al gluten, que debe tenerse muy en cuenta en estos últimos años. Además, la sensibilidad al gluten, como la enfermedad celíaca, causa a una mala digestión y una mala absorción de muchos nutrientes fundamentales, como las vitaminas, el hierro, pero también las proteínas, las grasas y los azúcares, con una gran caída en la producción de energía a nivel mitocondrial. Nuestras baterías están dentro de todas nuestras células y se llaman mitocondrias. Estos orgánulos, si no obtienen suficiente azúcar, no pueden sintetizar ATP como deberían. Al carecer de ATP, nuestra principal fuente de energía, nos sentimos impotentes, con las «baterías a cero», descargados, sin energía y sin fuerzas.

Carla, 36 años

Carla viene a mi consulta para tratar de curarse su fatiga crónica. Desde hace algunos años sufre de un cansancio invencible. Al principio estaba cansada, como todos los demás, hacia la noche, pero luego el cansancio empeoró hasta que duró todo el día. Me dice que se despierta ya cansada por la mañana. Le cuesta realizar cualquier actividad. El trabajo le cuesta mucho esfuerzo y por la noche llega a casa agotada. Tiene muy poca energía y, si fuera por ella, siempre estaría en casa en el sofá, todo el día en pijama. Veo los exámenes que ya le han hecho. No hay deficiencias particulares, quizá esté un poco anémica. Le falta algo de hierro, pero, aunque ya ha seguido muchos tratamientos con hierro, su anemia nunca ha mejorado y su fatiga tampoco. La tiroides funciona con normalidad. En resumen, todo parece estar bien. Ni siquiera le falta vitamina B o vitamina D. Le hago la prueba para detectar la enfermedad celíaca, que da resultado negativo. Visito a Carla y me doy cuenta de que el abdomen está muy hinchado. Le pregunto si le funcionan bien los intestinos. Me dice que siempre ha tenido restreñimiento, desde que era una niña, y el vientre muy hinchado. La digestión también es muy lenta. Después de comer siente peso en el estómago. Le pregunto qué le gusta comer. Me dice, sin dudarlo, que los alimentos ricos en almidón, como las galletas, los bizcochos, brioche, la pasta, el pan, la pizza. Poca carne, poca fruta y poca verdura, sólo por la noche para cenar. Le recomiendo que siga una dieta sin gluten durante 4 semanas. Después de 4 semanas, Carla regresa para hacerse una revisión. Me dice que seguramente la dieta le ha servido para desinflar el vientre y que el intestino es más regular, ahora evacúa cada 2 días. La fatiga, por otro lado, no ha mejorado mucho.

Le explico a Carla que es demasiado pronto para obtener un resultado en su fatiga crónica. Le sugiero que insista en la dieta libre de gluten durante otros 2 meses. Carla, en realidad, regresa después de 3 meses. Me dice que retrasó la visita porque recientemente se sintió un poco menos cansada y, por lo tanto, pensó en alargar la dieta libre de gluten. Comenta que por la mañana se despierta menos cansada y que ya no tiene que esforzarse tanto para trabajar. Por la noche llega a casa cansada, pero el sueño ahora es reparador. Su vida social también ha mejorado, sale de casa con sus amigas, va al cine, cosas que antes no podía hacer. El abdomen ya no está hinchado y el intestino es regular, drena todos los días.

Le aconsejo que continúe con la dieta sin gluten durante otros 6 meses. Después de 6 meses, Carla vuelve a visitarme. Está bien, ya no está cansada. Ha empezado a ir al gimnasio tres veces por semana. Me trae los últimos análisis de sangre. No está anémica y el nivel de hierro finalmente es normal, para su gran asombro. Me dice que nunca volverá a comer cereales con gluten, ni siquiera de vez en cuando.

Capítulo 8

DOLORES MUSCULARES Y ARTICULARES

A menudo visito a pacientes con dolor. Son dolores extraños, musculares o articulares, localizados, difusos, erráticos o migratorios. El paciente a menudo no sabe muy bien dónde le duele. El dolor se alterna en todos los grupos musculares: hombros, espalda, brazos, piernas, cuello, etc. Los movimientos son dolorosos, especialmente los iniciales para moverse. Con frecuencia, en estos casos, los análisis de sangre para detectar enfermedades reumáticas o autoinmunes dan un resultado negativo. Los anticuerpos antinucleares (ANA) a veces dan resultado positivo. El dolor articular se suele asociar al dolor muscular. Las articulaciones múltiples duelen: hombros, cuello, muñecas, caderas, rodillas, etc. A veces, varias articulaciones duelen simultáneamente, mientras que en otros casos sólo duelen articulaciones de manera individual, a menudo alternándose. Incluso en estas situaciones, cuando muchas articulaciones duelen al mismo tiempo, los análisis de sangre para detectar enfermedades reumáticas o autoinmunes suelen dar resultados negativos. ¿Cuál es el denominador común de todos estos casos de dolor muscular y articular? La acidosis difusa del tejido extracelular, llamada mesénquima, el «caldo» en el que se sumergen todas nuestras células. El tejido extracelular debe estar en forma de «sol», es decir, líquida, mientras que en estos casos se convierte en «gel», es decir, gelatinosa. Los intercambios celulares se reducen, las células entran en hipoxia o sufren, el tejido conectivo se vuelve más rígido y nada elástico. El tejido conectivo es parte de los músculos, es su soporte y, si se vuelve más rígido, los músculos se contraen menos, se endurecen, pierden elasticidad, se contraen y duelen. No sólo eso, los músculos se unen de una cabeza ósea a otra y afectan a la articulación, que luego se someterá a una mayor compresión, con el consiguiente problema articular, el desgaste del cartílago articular y el dolor.

Una de las causas de esta acidosis del tejido extracelular es el gluten. Las harinas blancas, que contienen gluten, son demasiado ácidas para nuestro organismo.

Con frecuencia, en pacientes con sensibilidad al gluten hay dolores musculares, vagos y generalizados, asociados o no con dolores articulares de varias articulaciones, que se alternan entre ellas. Otra causa de dolor muscular en la columna es la gastritis y la colitis. Los pacientes que sufren de gastritis con reflujo gastroesofágico también presentan dolor de espalda o cervical. El dolor es ante todo visceral, es decir, del estómago. La inflamación del estómago y el esófago se deriva posteriormente a la columna dorsal o cervical. En cuanto al dolor lumbar, pero también a la lumbociática, a menudo he encontrado pacientes con un colon irritable intenso. La inflamación del colon se irradia a los músculos iliopsoas y piriforme, dando una sintomatología dolorosa típica de las áreas lumbares y el centro del glúteo. Si el colon ascendente, el derecho, está más inflamado, tendremos un lumbago o una lumbociática a la derecha, mientras que si el colon descendente, el izquierdo, está más irritado, sufriremos un dolor de espalda en el área lumbar izquierda o una lumbociatalgia izquierda.

En estos casos, para abordar el dolor muscular y/o articular, debe tratarse la gastritis o el colon irritable. A menudo, la causa de estos trastornos viscerales e indirectamente musculares y articulares es el gluten, es decir, todos los cereales que contienen gluten. Los pacientes que sufren de sensibilidad al gluten pueden tener muchos dolores musculares y articulares tarde o temprano en sus vidas.

Antonella, 42 años

Antonella llega a mi consulta por sugerencia de un osteópata. Ha sufrido años de dolor de espalda, dolor lumbar bilateral, más intenso en la zona izquierda. Se ha sometido a muchos tratamientos de masofisioterapia sin obtener beneficios claros, tan sólo de corta duración. Me dice que le duelen las áreas lumbares, con un dolor que a veces incluso está en el centro del glúteo, especialmente en el izquierdo. El dolor es más fuerte por la mañana cuando se despierta, cuando se levanta y comienza a caminar, cuando se levanta después de haber estado sentada durante mucho tiempo o conduciendo un automóvil. Los dolores lumbares se acentúan en otoño e invierno, pero de todos modos un cierto dolor lumbar siempre está presente, nunca desaparece.

Le pregunto cómo está su intestino. Me dice que sufre de colitis desde la infancia. Siempre le han dicho que es culpa del estrés, que es muy nerviosa, y que somatiza todas las tensiones en los intestinos. El vientre está hinchado, tiene dolores cólicos, especialmente en la zona izquierda. El funcionamiento del intestino nunca ha sido regular, alternando períodos de estreñimiento con otros de diarrea. También me dice que cuando la barriga está más hinchada tiene más dolor de espalda, pero que nadie la cree. Yo le digo que la creo. Le explico que el colon y los músculos iliopsoas están inervados por los mismos nervios y, si sufre una colitis fuerte, puede tener mucho dolor de espalda. Asombrada, Antonella me dice que es verdad. Especialmente cuando tiene descargas diarreicas le duele mucho la espalda.

La exploración destaca un abdomen muy hinchado, sobre todo en la parte inferior, debajo del ombligo, en el intestino. La palpación del abdomen causa dolor intenso en el área del colon, especialmente en el colon descendente. El área lumbar es muy dolorosa, y el centro del glúteo izquierdo, el área del músculo piriforme, también es muy dolorosa a la palpación. Le pregunto a Antonella qué come. Me dice que siempre le han encantado los dulces y los alimentos ricos en almidón. Viviría de pasta, pan, pizza y galletas, pasteles secos, bizcochos... Es muy golosa. Le hago la prueba de la enfermedad celíaca, cuyo resultado da negativo.

Sin embargo, le sugiero seguir una dieta con cereales sin gluten durante 4 semanas. Desconcertada, acepta el consejo. Antonella regresa después de 4 semanas. Me dice que su vientre se ha deshinchado mucho, que los intestinos ya no le duelen y que la espalda le duele mucho menos. La exploración evidencia un abdomen un poco hinchado e indoloro. El área lumbar es levemente dolorosa y el punto en el centro del glúteo izquierdo ya no duele. Le recomiendo que continúe la dieta de cereales sin gluten durante otros 2 meses. Esta vez acepta sin perplejidad, dadas las mejoras. Antonella regresa después de 2 meses y sigue bien.

El abdomen ya no está hinchado, el intestino se vacía regularmente y la espalda no le ha dolido desde hace aproximadamente un mes. Le sugiero que continúe la dieta sin gluten durante otros 6 meses. Antonella, en realidad, regresa después de 8 meses. Me comenta que en los últimos meses siempre se ha sentido bien, no ha tenido dolores de espalda, el intestino ha trabajado de forma regular y también ha perdido 5 kg, todo en el área de las caderas y los muslos. Está feliz. Me dice que nunca volverá a comer cereales con gluten.

Alice, 18 años

Alice es enviada para recibir asesoramiento nutricional por un osteópata. Esta joven practica esgrima, compite. Durante varios meses ha tenido muchos dolores en el hombro derecho, en el costado derecho y en la pierna derecha. Ha probado muchas terapias médicas y psiquiátricas sin beneficio alguno. La exploración eviencia un hombro derecho más bajo que el izquierdo y más adelantado. La pelvis se gira hacia delante en su lado derecho. La coloco acostada en la camilla y noto que la abertura de la extremidad inferior derecha, flexionada, en rotación externa, se reduce, con un bloqueo de la pelvis a la derecha. Alice también me dice que tiene mucho dolor muscular, como por una acumulación de «ácido láctico», que no puede superar con ninguna terapia. Ha dejado de entrenar porque le dijeron que era culpa de la esgrima, ya que «giraba» en exceso tanto hacia la derecha como hacia el frente, tanto con la pelvis como con el hombro.

Alice está muy triste y sufre de fuertes dolores, porque ya no puede practicar esgrima, su pasión. Le pregunto qué come. Me contesta que ingiere muchos alimentos ricos en almidón, pan y abundante pasta debido al deporte que hace. También come carne y verduras, pero su pasión son los carbohidratos. La exploración detecta un abdomen muy hinchado, especialmente en las áreas debajo del ombligo y en el colon, en particular en la zona de la derecha. Le pregunto cómo funcionan sus intestinos y ella me dice que siempre ha ido estreñida. Le hago la prueba de la enfermedad celíaca, con resultado negativo.

Le recomiendo una dieta sólo con cereales sin gluten durante 4 semanas, porque todos los deportistas que ahora han adoptado esa alimentación han experimentado enormes beneficios. Acepta de buena gana. Alice regresa después de 4 semanas. Ya no tiene dolor muscular, el hombro derecho ya no le duele ni tampoco el costado derecho ni la pierna derecha. La exploración evidencia un abdomen menos hinchado y que ya no duele. La extremidad inferior derecha, flexionada, en rotación externa, se abre mejor, la pelvis está menos bloqueada. El hombro derecho sigue más bajo, pero se inclina menos hacia delante. Le aconsejo que continúe la dieta sin gluten durante otros 2 meses más. Alice, en realidad, regresa después de 3 meses. Está entrenando de nuevo y pronto participará en varias competiciones importantes. Es feliz. Ya no tiene dolores de ningún tipo, el intestino se vacía regularmente y el vientre ya no está hinchado. Miro su hombro derecho y, para mi sorpresa, ¡está como el izquierdo, a la misma altura y ya no está adelantado! La pelvis también ha vuelto a su eje. Le aconsejo que continúe comiendo sin gluten, como lo hacen todos los atletas hoy en día para tener éxito en las competiciones.

Capítulo 9

AUMENTO DE PESO

Una de las situaciones más típicas de las personas que sufren de sensibilidad al gluten es el sobrepeso. Al cabo de unos meses o de un año como máximo, se dan cuenta de que han aumentado varios kilos. En estos casos, el sujeto informa que siempre ha tenido un peso normal hasta cierto día y luego ha aumentado continuamente. Me dicen: «Siempre he comido así, nunca he cambiado mi dieta. ¿Por qué estoy tan gorda ahora?».

Gran parte del peso se ha acumulado en el abdomen, las caderas, los muslos. Las piernas están doloridas, hinchadas, pesadas, ¡la celulitis se ha extendido desde los muslos hasta los tobillos! Todo en un período de unos meses o un año como máximo. Incluso una dieta muy baja en calorías, muy restrictiva, no resuelve estos casos. ¡El peso y la celulitis no se rinden!

Esto se aplica tanto a adultos como a niños. Veo a niños de 9, 10, 11 años con sobrepeso grave o muy obesos. Están haciendo la dieta de las 3 p: pasta, pan y pizza. Acumulan grasa especialmente en el abdomen y en los muslos. Son muy perezosos y tienen mucha hambre de carbohidratos: pasta, pan, pizza, galletas, pasteles, bizcochos, palitos de pan, etc. ¡Vivirían sólo de alimentos ricos en almidón, ciertamente no de frutas ni de vegetales, que detestan!

La «adicción» a los azúcares refinados simples y complejos en estos niños se debe al aumento de la grelina, una hormona que si está presente en exceso aumenta nuestro apetito. Los péptidos opioides residuales de la mala digestión de la gliadina no sólo aumentan la grelina, sino que, al mismo tiempo, al pasar la barrera hematoencefálica del cerebro, van directamente a los receptores opioides del centro del hambre, creando así una fuerte dependencia de los azúcares, especialmente de los alimentos con almidón.

Además, si observamos detenidamente a estos sujetos, adultos y niños, todos tienen una cosa en común: ¡son «retencionistas»! Están hinchados, retienen mucha agua. Sus caras están hinchadas, redondas, también los párpados, las manos, los dedos, el abdomen, las piernas y los tobillos. Son como esponjas llenas de agua.

De hecho, ellos mismos lo dicen: «Durante el día voy poco al baño, mientras que por la noche me levanto 5 o 6 veces sólo para orinar». Por la noche, la redistribución corporal de fluidos y la presión arterial igual de pies a cabeza, con la posición acostada en la cama, lleva más sangre al riñón, que trabaja más y produce más orina, algo que no se puede hacer sentado durante el día o de pie. También me dicen: «¡Me como una pizza y al día siguiente peso 2 kg más! Pero luego pierdo esos kilos de más con dificultad, en 3 o 4 días». Esos kilos de más son el exceso de agua retenida en todas nuestras células. De hecho, cuando tomamos cereales con gluten, somos como una esponja, que se hincha con el agua, pero luego logra «exprimirse» y volverse menos pesada, con menos agua. Hay que recordar que para ser digerido el gluten requiere mucha agua, hasta el 70 % de su peso. Si el gluten, o la gliadina, no se digiere por completo, continuará atrayendo agua a nuestro organismo. Agua que se acumulará en cada región y célula de nuestro cuerpo, aumentando considerablemente el trabajo de los riñones y del corazón. De hecho, en estos casos, además del aumento de peso, a menudo encontramos una presión arterial alta y la necesidad de tomar diuréticos para eliminar el exceso de líquidos presentes en el cuerpo.

A la retención de líquidos con frecuencia se asocia también un aumento de peso debido a un exceso de masa grasa, causado por el consumo de carbohidratos refinados simples y complejos con un alto índice glucémico. Esta alta carga glucémica en las comidas conduce a un aumento de la insulina en la sangre que resulta en hiperinsulinemia y un aumento en la transformación de azúcares en grasas de depósito. No sólo eso, los péptidos opioides de la gliadina, mal digeridos, reducen la producción de ácidos biliares, causando una mala digestión de las grasas en el intestino y con el consiguiente gran aumento en el almacenamiento de grasa a nivel periférico, local y general.

El gluten en estos casos es el primero en la lista de culpables del exceso de peso. La sensibilidad al gluten se establece lentamente a lo largo de los años, pero un día es evidente. A partir de entonces, ya no digerimos el gluten y los granos que lo contienen, y comenzamos a aumentar de peso.

Laura, 38 años

Laura viene a visitarme después de probar sin éxito muchas y distintas dietas para bajar de peso. Está muy desanimada y ya no cree ni en las dietas ni en los dietistas. Quiere saber si por casualidad su sobrepeso puede estar relacionado con alguna intolerancia alimentaria. Me comenta que ha estado luchando contra el sobrepeso durante muchos años. Siempre ha sido «robusta». Con 172 cm de altura, pesaba 68 kg hasta hace unos años. Comía de todo y mantenía siempre el mismo peso. Pero hace 4 años comenzó a aumentar inexplicablemente, aunque consumía los mismos alimentos y hacía la vida habitual. Verificó la función tiroidea, pero era normal. Del mismo modo, se sometió a otras pruebas y todas dieron resultados normales. En resumen, no encontraba explicación alguna a su aumento de peso. Poco a poco alcanzó los 85 kg sin saber por qué. Las dietas le hacían perder de 4 a 5 kg con gran sacrificio, pero una vez suspendidas el peso volvía a subir inexorablemente. Le pregunto si toma medicamentos, me dice que no. Le pregunto cómo digiere y me contesta que después del almuerzo siente una sensación de peso e hinchazón estomacal. El intestino no es regular, sufre de estreñimiento, va al baño cada 3 o 4 días con gran esfuerzo y nunca se siente completamente vacía. Tiene las piernas muy doloridas y pesadas. La exploración detecta un abdomen muy hinchado, especialmente en el área del estómago. Tiene las caderas y los muslos muy cubiertos de grasa. Los muslos están llenos de celulitis y los tobillos, hinchados. Al explorar con más detalle se aprecia que la cara de Laura también está hinchada, con los párpados inferiores dilatados. Le pregunto si tiene sed y me dice que no, nunca. Le pregunto si orina a menudo y me dice que va pocas veces durante el día, mientras que por la noche se levanta 3 o 4 veces para orinar. La presión arterial es normal.

Mide 172 cm de altura y su peso actual es de 87 kg, ¡demasiado para ella! Le pregunto qué come. Me cuenta que por la mañana bebe té con tostadas con mermelada, a media mañana un paquete de galletas, en el almuerzo verduras y una pasta de trigo integral, por la tarde una manzana y por la noche para cenar verduras y carne de res o pollo, una vez a la semana pizza, que digiere muy mal; algunas tardes galletas sentada en el sofá. Le realizo la prueba para descartar la enfermedad celíaca, no es celíaca. Dada la situación de Laura, le recomiendo una dieta de cereales sin gluten durante 4 semanas.

Después de este período sin gluten, Laura ya ha cambiado. La cara está menos hinchada, los párpados inferiores han recuperado la normalidad, el abdomen aparece menos dilatado, el intestino funciona mejor, va al baño cada 1 o 2 días y digiere bien después del almuerzo. En la primera semana perdió inmediatamente 3 kg, con un aumento de la diuresis durante el día. Su peso ahora es de 82 kg. Se ha reducido principalmente en caderas y muslos. Siente las piernas menos pesadas. Le aconsejo que insista en la dieta sin gluten durante otras 8 semanas.

Después de 8 semanas, Laura está feliz de nuevo, ¡es la primera vez que le funciona una dieta! Y come, me dice. En dos meses ha perdido otros 7 kg, ahora pesa 75 kg. Digiere bien, el tránsito intestinal es regular, evacúa todos los días y ha bajado dos tallas de pantalones. Por la noche ya no se despierta para orinar. Le aconsejo que insista en la dieta sin gluten durante otros 2 meses. En realidad, Laura regresa después de 3 meses y sigue feliz, ha recuperado su peso inicial de 68 kg. Está bien y no quiere volver a comer cereales con gluten nunca más.

Francesco, 10 años

Francesco es un niño de 10 años, muy gordo desde que tenía 6 años. La madre lo trae porque ninguna dieta ha funcionado y porque Francesco, después de un tiempo de seguir la dieta, rompe las estrictas reglas de la misma.

Como último recurso, la madre me pregunta si el sobrepeso de Francesco podría estar relacionado con alguna intolerancia alimentaria. Francesco es un niño de 150 cm de altura con un peso de 65 kg. No hace deporte, se queda en casa todo el día, tiene hambre constantemente. A los 6 años su peso era normal, pero gradualmente comenzó a aumentar, mientras comía los mismos alimentos. En realidad, come mal. Le atraen mucho los carbohidratos, viviría de galletas, bizcochos, pan, pasta y pizza. En su dieta hay poca fruta y nada de verduras. Sólo carne y alimentos con almidón. Las famosas 3 p: pan, pasta, pizza, todo con gluten, pero también habría que agregar una cuarta p, ¡las patatas fritas!

Por la mañana en el desayuno, bollería industrial, galletas y sucedáneo de café a base de cebada, bocadillo a media mañana con embutidos o pizza, para el almuerzo pasta y carne, por la tarde bollería con chocolate o embutidos, galletas saladas, pizza, y para cenar a menudo pasta de nuevo. La exploración detecta un abdomen muy hinchado, con grasa generalizada. Realizo la prueba para descartar la enfermedad celíaca, no es celíaco. Le propongo a la madre que Francesco siga una dieta sin gluten durante 4 semanas.

Le hago saber a Francesco que los alimentos sin gluten son deliciosos y que no se trata de pasar hambre, sino de comer diferentes alimentos para perder peso. También le aconsejo que intente nadar.

Después de 4 semanas, Francesco me dice que los alimentos sin gluten son buenos. Ha perdido 2 kg rápidamente. Sugiero que Francesco continúe comiendo cereales sin gluten durante otros 2 meses más. Después de ese tiempo, vuelve a mi consulta, muy contento porque sigue comiendo pero ha perdido más peso, otros 5 kg, especialmente a nivel abdominal.

Ahora pesa 58 kg. Su madre y Francesco están muy dispuestos a continuar una dieta sin gluten durante otros 3 meses. De hecho, los veo nuevamente después de 4 meses. Francesco ha crecido, ahora mide 153 cm y pesa 55 kg. Ha adelgazado mucho en la zona abdominal, ahora necesita casi 2 tallas menos. Recomiendo continuar con la dieta sin gluten durante otros 6 meses. Madre e hijo están totalmente de acuerdo en seguir comiendo de esa manera, dados los resultados.

Capítulo 10

DOLORES DE CABEZA
Y MIGRAÑAS

Una de las razones más frecuentes de consulta médica son los dolores de cabeza y las migrañas. Suelen ser dolores de cabeza que empezaron muchos años atrás, a veces desde los días de secundaria o bachillerato. La característica común de estos dolores es que inicialmente se daban una vez al mes, luego una vez a la semana y finalmente se repiten a diario. A menudo son incapacitantes, no dan respiro, no responden bien a la atención médica del caso y son muy recurrentes. Los dolores de cabeza se localizan con mayor frecuencia en el occipucio, mientras que las migrañas afectan a un lado o a otro de la cabeza, con cierta aleatoriedad, o pueden siempre atacar sólo el mismo lado. Estas últimas generalmente se localizan en la frente, en el ojo derecho o en el izquierdo, o en ambos, o en la sien derecha o izquierda. Muy a menudo, los dolores de cabeza van acompañados de náuseas, a veces incluso de vómitos. No se puede comer durante una crisis de dolor de cabeza. Los olores, sonidos y luces son molestos. El estómago generalmente duele. Muchas personas creen que el estómago duele debido al dolor de cabeza, y en realidad es lo contrario: el dolor de cabeza o la migraña son en estos casos de origen gástrico. Si investigamos bien, nos damos cuenta de que la persona que acuden a nosotros no digiere bien y a menudo sufre de gastritis desde hace muchos años. Si el estómago está inflamado por alguna razón, la irradiación de la inflamación puede alcanzar la cabeza, el área occipital. Si la digestión es difícil, lenta, con sensación de peso e hinchazón del estómago después de las comidas o incluso ardor con reflujo, el dolor de cabeza se localiza en la frente, el ojo o la sien del mismo lado. Estos dolores de cabeza a menudo comienzan durante la digestión, por la tarde, entre las 3 y las 7 o alrededor de 2 o las 3 de la madrugada.

Una de las causas frecuentes de los dolores de cabeza es la sensibilidad al gluten. Un gluten mal digerido, en el que las cadenas de péptidos opioides todavía están presentes, crea una especie de pegamento adherido a la membrana mucosa del estómago y del duodeno, lo que ralentiza la digestión de los alimentos y disminuye la acidez del estómago, causando a menudo gastritis crónica y, consecuentemente, dolores de cabeza muy fuertes.

Antonio, 45 años

Antonio viene a tratarse una migraña que lo ha perseguido durante treinta años. Lo ha intentado todo, ha visitado a muchos médicos por sus cefaleas y nunca ha encontrado un beneficio duradero. Comenzó a tener dolores de cabeza en la escuela secundaria. Por entonces sufría dolores en la frente y en la sien izquierda una vez al mes. El dolor era muy fuerte, asociado con náuseas y, a veces, con vómitos. Duraba de 6 a 12 horas, mientras tomaba el medicamento para el dolor de cabeza. Durante las cefaleas tenía que permanecer en la oscuridad y en silencio, y no podía comer nada.

Después de unos años, la migraña se había vuelto semanal y la duración había aumentado a 2-3 días. Los síntomas y la ubicación del dolor siempre eran los mismos. Hoy, Antonio viene a visitarse porque su migraña frontal-ocular-temporal izquierda es diaria y no desaparece a pesar del consumo de medicamentos contra la migraña. Le pregunto si sufre de problemas estomacales. Me dice que siempre ha sufrido malestar estomacal, dolor, ardor, reflujo gastroesofágico, eructos, pesadez, hinchazón. Esta gastritis se ha definido como «nerviosa» o vinculada al consumo de analgésicos para la migraña. De hecho, Antonio me dice que cuando tiene más dolores de cabeza y también tiene más dolor de estómago, y todos los médicos siempre le han dicho que era normal y que eso era causado por la migraña.

Le pregunto qué come. Le encanta el café, que bebe a menudo, pero también los carbohidratos: pan, pasta, pizza, bizcochos, galletas saladas, etc., ¡que son la base de su dieta desde siempre! La exploración detecta un vientre hinchado, especialmente a nivel del estómago, con sensibilidad a la palpación.

Realizo la prueba para descartar la enfermedad celíaca, no es celíaco. Le propongo seguir una dieta de cereales sin gluten durante 4 semanas. Antonio actualmente piensa que la dieta es sólo para curar su gastritis, pero acepta el desafío.

Después de un mes, Antonio vuelve a visitarme. Me dice que después de unos 10 días comenzó a digerir un poco mejor y ya no le duele el estómago. En la última semana, la migraña se redujo en intensidad y duración, y respondió mejor a los analgésicos. De hecho, el área del estómago está menos hinchada y ya no le duele. Le propongo que continúe con una dieta de cereales sin gluten durante otros 2 meses.

Después de ese tiempo, vuelve con una novedad. La migraña es menos frecuente, una vez a la semana, el dolor es menos intenso, responde mejor a los medicamentos y le dura mucho menos, sólo dos o tres horas. Le sugiero que continúe una dieta de cereales sin gluten durante otros 4 meses.

Después de ese período, Antonio regresa y me dice que está bien y que las únicas veces que ha tenido migraña ha sido después de comer una pizza con masa a base de trigo. Le aconsejo que continúe comiendo cereales sin gluten.

Serena, 20 años

Desde la escuela primaria, Serena sufre fuertes dolores de cabeza que la obligan a quedarse en la cama en la oscuridad. Cada vez que tiene dolor de cabeza, sufre náuseas y vómitos. Vomita varias veces todo lo que tiene en el estómago, hasta los jugos gástricos. El dolor ahora es paralizante, dura de 3 a 4 días y es semanal. Ha probado todos los medicamentos para el dolor y ha sido tratada en un centro por las cefaleas, pero los fármacos recetados no han obtenido mejora alguna, excepto para calmar temporalmente el dolor y los vómitos en la fase aguda. Serena sufre de dolores muy fuertes y de acidez estomacal. Le dijeron que la gastritis se debe a su dolor de cabeza. El dolor de cabeza es occipital e irradia hacia arriba y hacia la frente, siempre comienza por la tarde temprano. Durante las crisis de cefalea también la vista es borrosa. Le pregunto qué come: vive de galletas, bollería industrial, bizcochos, pizza y pasta. La exploración detecta un área estomacal hinchada y muy dolorosa. Realizo la prueba para descartar la enfermedad celíaca, no es celíaca.

Le propongo una dieta de cereales sin gluten durante 4 semanas. Después Serena se encuentra un poco mejor. El estómago ya no le duele y el dolor de cabeza se reduce a sólo un día a la semana, sin vómitos y con una mejor respuesta a los medicamentos para el dolor. Le sugiero que continúe la dieta sin gluten durante otros 2 meses. Transcurrido ese tiempo, Serena regresa y me dice que digiere bien, que no le duele el estómago y que no ha tenido dolor cabeza, excepto una vez cuando comió pasta de trigo con tomate en un almuerzo con sus amigas. Dada la mejora, le aconsejo que continúe comiendo cereales sin gluten.

Capítulo 11

RINITIS, OTITIS, FARINGITIS Y BRONQUITIS

Todos los años, en otoño e invierno, visito a niños, pero también a adultos, que vienen a tratarse resfriados, faringitis y bronquitis recurrentes. Enferman cada veinte o treinta días. Estas personas tienen en común una abundante producción constante de moco en la nariz, en los oídos y en la garganta, de un color que puede ir del blanco al amarillo o al verde. El moco retronasal desciende a la garganta y luego a los bronquios, causando faringitis y bronquitis continuas. La tos también suele estar presente. El moco es catarral o grasoso por la mañana, al despertar, y luego no productivo o seco, durante el día. Ya no les funcionan los antibióticos ni los antiinflamatorios, tampoco los aerosoles. Sólo resuelven la situación aguda, pero luego estos sujetos pronto sufren una nueva infección. A menudo, la causa de estas enfermedades es la virosis, con menos frecuencia que las infecciones bacterianas. La pregunta que me hacen estas personas es siempre la misma: ¿por qué me enfermo tanto? ¡En los niños pequeños, se culpa al jardín de infancia, y a las escuelas en general, y se aconseja a las madres que mantengan a sus hijos en casa lejos de los compañeros! En los adultos, por otro lado, se culpa a las personas del transporte público, al trabajo en presencia de muchas personas o al estrés. En resumen, la causa de la enfermedad siempre es externa, ¡somos atacados por virus y bacterias! En realidad, esta hipótesis es parcialmente cierta, porque los virus y las bacterias son necesarios para enfermarse, pero no es suficiente para explicar el hecho de que enfermemos tan a menudo. De hecho, el terreno es la causa de todo.

Cuando hablamos del terreno, nos referimos a nuestro sistema defensivo, al sistema inmune, con sus defensas locales (IgA) y sistémicas, inespecíficas (macrófagos) y específicas (IgG e IgM), producidas por los linfocitos activados. En estos pacientes, tanto niños como adultos, que se enferman con tanta frecuencia al nivel de la nariz, de la garganta y de los bronquios, el sistema defensivo, el sistema inmunitario y el terreno son deficientes, porque están alterados. Pero ¿qué crea ese desequilibrio en el sistema inmune? Debemos saber que éste está adherido o, mejor dicho, subyacente a todas las membranas mucosas. Las membranas mucosas son el tejido que cubre todos los órganos huecos: nariz, orejas, faringe, laringe, tráquea, bronquios, esófago, estómago, yeyuno, intestino delgado, colon, recto sigmoide, ano, tracto urinario, aparato genital, ojos, etc. Las membranas mucosas forman un sistema interconectado, el «sistema mucosal». También el sistema linfático adherido a las membranas mucosas (MALT) está interconectado. El 70 % del sistema mucosal es intestinal, por lo que el 70 % de nuestro sistema linfático (GALT) está adherido a la mucosa intestinal. Si la mucosa del intestino está inflamada, o tenemos una colitis, nuestro sistema inmune, unido a la mucosa intestinal, será hiperactivo, lo que causará un desequilibrio incluso a nivel del sistema inmune unido a las otras membranas mucosas. Los mediadores químicos de la inflamación, como las citocinas y los leucotrienos, comunicarán el estado inflamatorio desde las membranas mucosas del intestino a las membranas mucosas respiratorias. El sistema inmunitario unido a las membranas mucosas de la nariz, las orejas, la garganta y los bronquios estará en un estado de desequilibrio. Esto conducirá a una disminución de las defensas localmente, con una reducción de IgA y una predisposición a muchas enfermedades, virales y bacterianas.

¿Qué causa a menudo una inflamación de la mucosa intestinal y una disminución de las defensas locales en el tracto respiratorio? El gluten es una de las causas más comunes de colitis y, por tanto, rinitis, faringitis y bronquitis recurrente. La sensibilidad al gluten afecta a muchas víctimas de todas las edades. La rinitis recurrente, la faringitis y la bronquitis, pero también la amigdalitis y las adenoides agrandadas, pueden ser causadas por la sensibilidad al gluten.

Francesco, 3 años

Francesco viene acompañado por su madre. Ha tenido infecciones recurrentes del oído durante un año y medio. En los últimos 4 meses, hasta 3 infecciones del oído. La madre ha consultado al pediatra y al otorrino y el tratamiento siempre se ha basaado en aerosoles, cortisona y antibióticos. Le han diagnosticado otitis serosa, que se complica con infecciones virales o bacterianas. Las adenoides están agrandadas, al igual que las amígdalas faríngeas, y esto complica la situación porque el moco, que ya es abundante y espeso, no fluye bien desde los conductos internos de las orejas. La madre ya está cansada de que Francesco siempre esté enfermo y me pregunta si puedo tratarlo con homeopatía.

Le pregunto a la madre si Francesco sufre de resfriados. Me dice: «Por supuesto que sí. Siempre comienza con un resfriado que luego se convierte en otitis aguda en unas pocas horas, como máximo un día. Francesco a menudo se enferma. Y los médicos nos dicen que la causa es la guardería». Le explico a la madre que la guardería es una causa que contribuye, porque el problema son las defensas locales (IgA de superficie) de la nariz y de la garganta de Francesco, que están particularmente bajas y, por lo tanto, es más proclive a enfermar. También le explico que nuestras defensas dependen del estado de nuestros intestinos, ya que hay un 70 % del sistema inmunitario (GALT) unido a la mucosa intestinal.

Exploro a Francesco y compruebo que tiene las amígdalas grandes, la mucosa de la garganta está hinchada, no respira bien por la nariz, porque las fosas nasales están cerradas, muy hinchadas. Las membranas del tímpano están evertidas y opacas, una señal de que hay mucha mucosidad en los oídos.

Por la noche, mientras Francesco duerme, ronca y respira por la boca. La voz es nasal. Le pregunto si oye bien.

Su madre me dice que en muchas ocasiones debe repetir lo que le dice, alzando la voz y que Francesco suele ver la televisión a un volumen alto. Me dice que siempre tiene mocos en la nariz, blancos, pero también amarillos. Palpo el vientre de Francesco y veo que está muy hinchado, aunque es un niño delgado. Le pregunto a la madre si éste es siempre el caso. La madre me dice que el niño acostumbra a tener una barriga muy hinchada y llena de aire. Le aclaro que no es normal tener una barriga tan hinchada, ni en adultos ni en niños. El abdomen hinchado es un signo de colitis, de una disbiosis intestinal fermentativa. Le pregunto cómo va Francesco de vientre. La madre me responde que siempre ha ido estreñido, también porque no come frutas ni verduras. A Francesco le encanta comer pasta, pan y pizza. Si fuera por él, sólo comería alimentos ricos en almidón. Le hago la prueba para la enfermedad celíaca, cuyo resultado es negativo.

Le explico a la madre de Francesco que el problema podría ser el gluten, dada la barriga hinchada y el catarro persistente en las vías respiratorias superiores y en las orejas. Le recomiendo una dieta de cereales sin gluten durante 4 semanas. A la madre, un poco incrédula, le cuesta valorar este cambio en la dieta de Francesco pero, dado que no tiene muchas alternativas a los antibióticos y la cortisona, acepta.

Francesco regresa con su madre después de 4 semanas. Solamente ha tenido una otitis leve, esta vez tratada únicamente con fluidificantes y no con antibióticos y cortisona. La madre me dice que la mucosidad de la nariz se ha reducido y ahora es blanca. El vientre está menos hinchado y Francesco ha empezado a evacuar cada 2 o 3 días, lo que para él es asombroso, dado que insiste en no comer frutas y verduras. Recomiendo continuar con la misma dieta sin gluten durante otros 2 meses. Francesco regresa con su madre después de ese período. Está bien, no ha tenido infecciones de oído, la mucosidad de la nariz ha desaparecido. Respira bien por la nariz, la barriga ya no está hinchada, el intestino drena regularmente todos los días. Para su madre, es casi un milagro. ¡Le explico que no lo es! Es el gluten lo que causaba todas esas dolencias.

Recomiendo continuar la dieta libre de gluten durante otros 6 meses y cometer un pequeño «error» semanal con una pizza de kamut. La madre de Francesco me llama después de 8 meses. Su hijo ha estado perfectamente, ya no ha tenido infecciones de oído. Sólo unos pocos resfriados, pero nunca se han complicado en otitis agudas.

Gemma, 6 años

Gemma es una hermosa niña de 6 años, delgada, rubia, con ojos azules. Su madre la trae a mi consulta para ver si un tratamiento con medicamentos naturales puede ayudarla. De hecho, Gemma sufre de bronquitis grave con asma, tos y falta de aire. Cualquier resfriado se convierte en el comienzo de una bronquitis, con sibilancias y disnea. Ha sido tratada con muchos aerosoles para prevenir ataques de bronquitis asmática. Gemma ha sufrido dermatitis atópica desde que era niña, pero luego, a partir de los dos años, comenzó a tener bronquiolitis, una manifestación bronquial con asma y dificultad respiratoria. A los 3 años descubrieron que Gemma es alérgica a los ácaros del polvo. La madre retiró todo lo que pudiera acumular polvo de la habitación de su hija (libros, peluches, etc.), usó fundas de almohada, almohadas y colchones antiácaros, pero Gemma nunca notó una mejoría sustancial. El jardín de infancia fue una pesadilla. Siempre estaba enferma, con resfriados y bronquitis.

Le han dicho que Gemma es una niña alérgica con una hiperactividad bronquial inespecífica, o con una respuesta bronquial exagerada, con broncoespasmo cuando una bacteria o un virus la atacan. Con la edad, al crecer, le dijeron que mejoraría y sanaría. Pero la madre no ve mejoría alguna. Quiere que Gemma resuelva su problema bronquial lo antes posible. Visito a la niña. En ese momento los bronquios están bien, respira bien, no hay signos de broncoespasmo. La garganta está rosada. La nariz, tapada. De hecho, Gemma tiene una voz nasal. Pero lo que me sorprende, en una niña tan delgada, es su barriga, muy hinchada.

La madre me dice que Gemma siempre ha tenido la barriga hinchada. Produce muchos gases y se muestra principalmente estíptica, aunque a veces tiene descargas diarreicas. Le pregunto a la madre qué come su hija. Ella me dice que siempre le ha resultado difícil hacerle comer frutas y verduras, tal vez pueda hacerle comer con dificultad sólo unas pocas sopas. Le encantan las galletas, la bollería industrial, los pasteles, la pasta, la pizza, en resumen, sólo los alimentos con almidón. Compruebo si es celíaca con la prueba adecuada. No lo es. Recomiendo a la madre de Gemma que la niña siga una dieta de cereales sin gluten durante 4 semanas.

Después, la niña regresa con su madre. No ha tenido crisis agudas de bronquitis asmática, pero no respira muy bien. La voz sigue siendo nasal. Lo que sí noto es que la barriga se ha deshinchado. La madre me dice que ésta es la primera vez que la ve tan «desinflada» y que el tránsito intestinal es regular, que evacúa una vez al día. Le sugiero a la madre que Gemma continúe la dieta sin gluten durante otros 2 meses.

Al cabo de 2 meses, Gemma regresa. Ha tenido sólo un episodio de bronquitis asmática, después de un resfriado, pero muy leve. El vientre ya no está hinchado. El intestino se vacía regularmente. Come con apetito cereales sin gluten y algunas frutas. Les recomiendo continuar la dieta sin gluten durante 6 meses más. Después de ese período de tiempo, la madre de Gemma me llama. La hija ha estado bien durante los últimos meses. Ya no tiene problemas respiratorios bronquiales. Ha tenido algunos resfriados, que se han curado sin complicaciones. Come con apetito, incluso algunas frutas y verduras, y ha crecido e incluso ha aumentado un poco de peso. La madre de Gemma me dice que no cambiará la dieta de su hija y que en casa toda la familia come como ella, sin gluten, y todos se sienten mucho mejor.

Capítulo 12

DERMATITIS, URTICARIAS Y ACNÉ

¡A menudo debo tratar problemas cutáneos difíciles de resolver, aunque no soy dermatólogo! Dermatitis de varios tipos, más o menos irritadas, picores, eccema más o menos crónico, en muchos casos recurrentes y que no responden a los tratamientos basados en pomadas de cortisona. Después de consultar a más dermatólogos y alergólogos, los pacientes creen que tienen un problema de la piel relacionado con los alimentos. En primer lugar, se piensa en las alergias alimentarias. Se hacen las pruebas de anticuerpos IgE para muchos alimentos, pero sin resultado alguno. En estos casos, uno debe pensar en una o más intolerancias alimentarias y, por qué no, en la sensibilidad al gluten. Hace tiempo que sabemos que el sujeto celíaco también puede sufrir de eccema herpetiforme. En mi experiencia, he visto a muchos pacientes con dermatitis y eccema, a pesar de que no eran celíacos, que sufrían problemas en la piel cada vez que tomaban cereales que contenían gluten. No son celíacos, sino pacientes que sufren de sensibilidad al gluten. Ahora sabemos cómo la mucosa del intestino está conectada a nuestra piel.

Una mucosa intestinal inflamada también puede causar inflamación de la piel. El gluten, si se digiere mal, con sus péptidos opioides, irrita e inflama la mucosa intestinal, causando colitis con un aumento de la permeabilidad intestinal y disbiosis fermentativa, que en algunos sujetos puede causar dermatitis. Una de las características de estas dermatitis es que son agravantes. Cuanto más tiempo pasa, más dermatitis se extiende sobre la piel, hasta el punto de que afecta a todo el cuerpo. La piel a menudo está irritada, enrojecida, con pápulas rojas, pero a veces con verdaderas urticarias y mucha picazón. Los picores pueden molestar durante el día, pero también por la noche, lo que afecta negativamente al sueño. En otros casos, se dan eccemas: piel seca, escamosa, irritada y con picores. A veces la picazón es tan fuerte que el sujeto se provoca lesiones al rascarse la piel.

Recientemente he descubierto que incluso algunas formas de acné microquístico o pápulo-pustuloso en la cara y en el tronco pueden estar relacionadas con el gluten. En formas de acné que surgen en la edad adulta, que se agravan a pesar del tratamiento o en mujeres con acné persistente y no relacionado con los ciclos menstruales, es necesario pensar en la sensibilidad al gluten.

Monica, 32 años

Monica viene a visitarme para tratarse una urticaria. Durante un año, le han aparecido molestas ronchas en la piel, particularmente en el abdomen, con mucho picor. Intentó eliminar algunos tipos de frutas y verduras de su dieta diaria, pero no obtuvo éxito. Se hizo las pruebas de las alergias alimentarias con el análisis de anticuerpos IgE, pero no resultó positivo para ningún alimento. También se hizo pruebas para perfumes y metales, pero ninguna dio positivo. Me dice que ahora las ronchas se han vuelto diarias y se han extendido por todo el cuerpo, con unos picores terribles, día y noche. El uso de antihistamínicos no le sirve de nada, sólo la cortisona calma temporalmente la picazón. De hecho, durante la exploración noté áreas de la piel en relieve, muy grandes y rojas. La piel está muy irritada, se enrojece fácilmente si se presiona. Pero, asimismo, palpo un abdomen muy hinchado, sobre todo a la altura del estómago. Le pregunto a Monica cómo digiere. Me dice que la digestión es lenta y, especialmente después del almuerzo, nota el estómago pesado e hinchado. Le pregunto qué suele comer en el almuerzo. Me dice que adora la pasta. Le hago la prueba para descartar la enfermedad celíaca, no es celíaca. Le sugiero una dieta de sólo cereales sin gluten durante 4 semanas. Monica acepta de buena gana. La veo nuevamente después de ese período de tiempo. Me dice que duerme de noche porque tiene menos picazón. Las ronchas se han reducido en tamaño y número. También me dice que con la pasta sin gluten digiere mucho mejor, y que ya no le molesta el estómago. Le sugiero que continúe con una dieta sin gluten durante 2 meses más. Acude a la consulta después de 3 meses. Me dice que está bien. No ha tenido ronchas ni picores durante 2 meses. Digiere muy bien y ya no tiene hinchado el vientre. ¡Incluso ha perdido 3 kg! Le aconsejo que continúe comiendo cereales sin gluten y que haga una excepción con cereales con gluten no más de una vez por semana.

Fabio, 8 años

Fabio viene a mi consulta acompañado por su madre. Sufre de dermatitis atópica desde que era un bebé. Primero localizada en los pliegues de las muñecas, luego en los de ambos codos, después en los de las rodillas y gradualmente en toda la piel. La piel de Fabio está muy irritada, seca, enrojecida y escamosa. Si se la rasco se forma una especie de «harina» blanca. Seguramente la piel de los pliegues de los brazos y de las piernas está peor, pero también la piel del resto del cuerpo está irritada, como la de la cara, alrededor de los ojos. Lo que más le molesta son los picores, día y noche, incluso durante el sueño. Fabio se rasca por las noches hasta el punto de lastimarse la piel y sangrar.

La madre le ha llevado a todas partes: dermatólogos, alergólogos, pediatras, hospitales pediátricos, y sigue sin encontrar la causa de su dermatitis. Todos le han hablado de dermatitis atópica y le han dicho que cuando crezca mejorará. ¡En realidad, Fabio está empeorando año tras año! Le hago la prueba de la enfermedad celíaca, cuyo resultado da negativo. Las pruebas de alergias alimentarias mediante la determinación de anticuerpos IgE también dan resultados negativos. La única alergia que tiene Fabio es a los ácaros del polvo. Su madre ya utiliza todos los dispositivos antiácaros, incluidos el colchón y la almohada.

Exploro a Fabio y noto que es un niño delgado, pero con el vientre muy hinchado. Le pregunto a la madre si alguna vez le ha notado el vientre hinchado. Me dice que sí, que siempre lo ha tenido así. El abdomen está hinchado desde el esternón hacia abajo. No le duele, pero está lleno de aire, puedo escuchar ruidos de burbujas de aire pro-venientes del vientre. Le pregunto a la madre cómo va Fabio de vientre. «Mal», responde ella, «siempre ha ido estreñido, desde que era muy pequeño». Le pregunto qué come Fabio. Me dice que le encanta la pasta, el pan y la pizza, que viviría de alimentos ricos en almidón, cierta-mente no de verduras y frutas. Le realizo la prueba para descartar la enfermedad celíaca, no lo es. Les propongo a Fabio y a su madre una dieta con cereales sin gluten duran-te 4 semanas, explicándoles que no es un problema de cantidad, que pueden comer todo lo que quieran, pero que la pasta, el pan, las galletas, etc. deben ser sin gluten. La madre acepta el cambio de buen grado, Fabio un poco menos.

Visito a Fabio de nuevo después de 4 semanas. El vientre definitivamente está menos hinchado. La piel, en cambio, todavía está seca e irritada, pero la madre me dice que Fabio ya no se rasca por las noches y que duer-me bien. De hecho, los picores se han reducido mucho, casi han desaparecido. Dada la mejora, le sugiero a Fabio que continúe la dieta libre de gluten durante otros 2 me-ses más.

Veo a Fabio y a su madre después de ese período de tiempo. Definitivamente está mejor. Ya no tiene picores, la piel del cuerpo es normal, los pliegues de las muñecas están sólo un poco irritados. El vientre ya no está hincha-do y el tránsito intestinal es regular, evacúa todos los días. Les vuelvo a proponer que continúen con la dieta sin glu-ten, con una excepción de pizza de kamut una vez por semana.

Hablo con la madre de Fabio por teléfono al cabo de 6 meses. Fabio está bien. Su piel ha vuelto a la normalidad, el abdomen ya no está hinchado y el intestino se vacía regularmente todos los días.

Valentina, 24 años

Valentina tiene acné facial desde que tenía 16 años. Es un acné pápulo-pustuloso, muy extendido por la cara. Comenzó con algunas pápulas rojas que pronto se complicaron con pústulas amarillas. Inicialmente ubicado sólo en las mejillas, luego se extendió hasta la barbilla y la frente. Me dice que no tienen relación con los ciclos menstruales, que no empeora antes de los flujos, sino que permanece constante durante todo el mes. Primero se trató con antibióticos y luego con píldoras anticonceptivas, pero sin beneficios remarcables.

Valentina está desesperada por su hermoso rostro desfigurado por el acné. Me pregunta si puedo tratarla con medicina natural. Inmediatamente le pregunto qué come. Me dice que le gustan los carbohidratos. Viviría de pasta, pan y pizza. Ya ha eliminado los productos lácteos de su dieta sin ningún beneficio para el acné. Le pregunto cómo digiere y me dice que a menudo nota el estómago hinchado y pesado después de las comidas. Le pregunto cómo funciona su intestino y Valentina me dice que siempre ha sufrido de estreñimiento; si todo va bien, evacúa cada 3 o 4 días.

Noto que su vientre está muy hinchado. Me comenta que siempre ha tenido la barriga hinchada, pero ningún médico se ha dado cuenta. Le hago la prueba de la enfermedad celíaca, cuyo resultado da negativo. Le sugiero que siga una dieta libre de cereales con gluten durante 4 semanas.

Pasado ese tiempo, vuelve a mi consulta. El vientre definitivamente está menos hinchado, me dice que digiere mucho mejor y que ahora vacía el intestino cada 2 días, ¡frecuencia que para ella es un milagro! No se han formado pústulas en la cara, pero la piel todavía está cubierta de pápulas rojas. Teniendo en cuenta los resultados, le aconsejo que continúe con una dieta sin gluten durante 2 meses más.

Valentina regresa después de 3 meses. El abdomen ya no está hinchado, hace bien las digestiones y vacía el intestino todos los días. La piel de la cara ha mejorado mucho. Sólo pequeñas pápulas rojas están presentes en las mejillas, pero el resto de la cara está perfecta. Le digo que continúe con su dieta sin gluten. Valentina me llama después de 3 meses. Sigue muy bien. Su rostro ya no muestra pápulas rojas. Me comenta que continuará comiendo cereales sin gluten.

Capítulo 13

ANSIEDAD, INSOMNIO Y DEPRESIÓN

A menudo se contacta con un médico como yo, con una visión holística y un enfoque personalizado, para tratar trastornos de ansiedad, ataques de pánico, insomnio y, a veces, incluso depresión. En muchos casos no existe una causa precisa que cause tales trastornos. Cuando le preguntas a estas personas si ha habido algo en su vida que le generase ansiedad, insomnio o depresión, no pueden concretar cuál es su origen, simplemente te dicen que padecen esos trastornos, pero no saben por qué. A menudo, estos trastornos comenzaron poco a poco. «No duermo, estoy ansioso, me he sentido deprimido durante mucho tiempo», informan. Con frecuencia son trastornos presentes durante años y no tienden a mejorar. De hecho, a pesar del tratamiento con ansiolíticos y antidepresivos, empeoran. ¡Un verdadero misterio! En muchas ocasiones estas personas sufren de colon irritable, justificado por el hecho de que son «nerviosas». La doctora Candice Pert en su libro *Molecules of Emotions* explica que es en el intestino donde se originan las moléculas de las emociones. Además de las células mucosas, las células de enterocromafina, que producen adrenalina, noradrenalina y serotonina, se encuentran en el intestino. Siempre se ha dicho que éste es nuestro «segundo cerebro» y ahora sabemos por qué. ¡Podemos estar ansiosos, insomnes y deprimidos por una simple colitis! Nuestro intestino segrega más serotonina que nuestro cerebro. Por lo tanto, debemos eliminar todas las causas de colitis para tratar la ansiedad, el insomnio y la depresión. Entre estas causas también encontramos el gluten. A menudo he tratado a pacientes ansiosos, insomnes o deprimidos con una dieta a base de cereales sin gluten. ¡También los sujetos ansiosos, insomnes o deprimidos pueden ser pacientes con sensibilidad al gluten, no celíacos, y no lo saben! En todos estos casos es bueno sospechar la presencia de este síndrome.

Vittoria, 46 años

Vittoria viene a mi consulta porque está ansiosa. Quiere una cura natural para su ansiedad. Le pregunto por qué está tan ansiosa. No puede darme una razón, siempre es así, me dice: «¡Soy ansiosa por naturaleza!». Siente ansiedad por todo y por todos. Todo le crea ansiedad, y no hablemos ya si le ocurre algo inesperado, entonces entra en crisis. «¿Qué te preocupa?», le pregunto. Ella me responde: «Siempre estoy en estado de alerta, veo peligros por todos lados, creo que algo malo va suceder. Vivo mal. A menudo el corazón me late rápido, tengo un nudo en la garganta, suspiro con frecuencia y además duermo mal. Me resulta difícil conciliar el sueño, pienso y pienso en todo lo que tengo que hacer al día siguiente, por la noche me suelo despertar y después tengo muchas dificultades para conciliar el sueño nuevamente, y luego, por la mañana, cuando suena el despertador, ¡estoy agotada, como si no hubiera dormido nada! De hecho, estoy muy cansada durante el día. El trabajo me cuesta mucho esfuerzo». Le pregunto si padece trastornos digestivos. Me dice: «Siempre estoy muy nerviosa y me duele el estómago. Me dijeron que sufro de gastritis nerviosa. Digiero muy mal, tengo gastroesofágico, con hernia de hiato, desde hace años. También tomo medicamentos estomacales por períodos, pero no importa mucho, ni me sirven de nada. ¡Soy nerviosa!».

Le pregunto cómo come y me dice que siempre ha dependido de los carbohidratos. Puede comer lo que quiera y no engordar. Galletas, bizcochos, pasta, pan y pizza no deben faltar en su plato. La exploración evidencia un abdomen meteórico especialmente en el área del estómago, que también es doloroso cuando se palpa. El intestino es decididamente colítico. Sufre de estreñimiento, evacúa cada 2 o 3 días, con esfuerzo. Le realizo la prueba para descartar la enfermedad celíaca, no lo es.

Le explico que, para mejorar las molestias del estómago y la ansiedad, sería bueno que comiera sin gluten. Le propongo una dieta de cereales sin gluten durante 4 semanas.

Vittoria regresa después de ese tiempo y me dice que digiere mucho mejor, que no tiene más reflujo gastroesofágico, que el colon está menos hinchado y que evacúa regularmente todos los días. También añade: «Doctor, con la dieta que me sugirió ahora duermo mucho mejor. Me siento más tranquila, menos ansiosa, ya no se me cae el mundo encima como me pasaba antes». Le aconsejo que continúe su dieta sin gluten durante otros 2 meses.

Después del período de tiempo estipulado, Vittoria regresa con una sonrisa, su rostro ha cambiado desde la primera visita, sus rasgos están más relajados. Me dice que por primera vez en su vida ha paso dos meses sin sentir ansiedad. Duerme bien y se levanta descansada por la mañana. Se las arregla mejor con su jornada laboral, digiere bien, el estómago ya no le molesta y evacúa el intestino regularmente todos los días. El vientre ya no está hinchado. ¡Ya no quiere volver a comer cereales con gluten nunca más!

Anna, 57 años

La historia de Anna es una sucesión de depresiones y tratamientos para esta patología sin mucho éxito, por eso viene a mi consulta. Quiere una terapia natural para curar su depresión. Durante años, nada la ha hecho feliz, pero lo peor es que todo en la vida lo vive mal. Siempre está irritable y enojada con el mundo. Las relaciones interpersonales le resultan muy difíciles. Nunca ha tenido relaciones duraderas.

Le pregunto si le sucedió algo en la vida que puede haber causado esta depresión. En realidad, no lo sabe, nunca ha entendido por qué está así. Los doctores le dicen que es un problema endógeno. La exploración detecta un abdomen muy hinchado, con un colon muy doloroso. Anna ha sufrido colitis toda la vida. Me dice: «Siempre me han dicho que es una colitis familiar, un colon irritable, todos en mi casa lo padecen». Alterna períodos de estreñimiento con momentos de diarreas. Come sin darse atracones. Es muy contenida en sus comidas. Por la mañana toma té y tostadas con mermelada, un paquete de galletas a media mañana, en el almuerzo siempre una pasta con tomate o ragú y verduras crudas, por la tarde una fruta o una manzana, para cenar carne y verduras con algún panecillo y galletas después de la cena. Ha comido de la misma manera durante toda la vida. Le realizo la prueba para descartar la enfermedad celíaca, no es celíaca. Dado el vientre hinchado y el intestino irregular, le propongo a Anna una dieta sin gluten de 4 semanas. Ella acepta de buena gana.

La veo nuevamente después de 4 semanas: su vientre se ha deshinchado mucho y el tránsito intestinal es ahora regular, evacúa una vez al día. Anna me dice: «Doctor, le parecerá extraño, pero después de tantos años, he empezado a tener días buenos, estoy de mejor humor. Me siento bien, menos agresiva». Por lo tanto, le sugiero que continúe con la dieta sin gluten durante otros 2 meses. Después de ese período de tiempo, Anna viene de visita, viste prendas de colores, más claras que las de las dos visitas anteriores. Me sonríe y me dice: «¡Estoy bien!». Le pregunto en qué ha mejorado. «Sonrío, los demás ya no me molestan, me tomo la vida de otra manera, estoy más serena. ¡Mi estado de ánimo es mucho mejor y, sobre todo, me siento más estable, más positiva! Ya no comeré cereales con gluten, excepto ocasionalmente», me dice. «Me alegro mucho», le digo. «Continúa comiendo sin gluten».

Capítulo 14

El GLUTEN Y EL DEPORTE

Una de los descubrimientos más recientes en nutrición es la relación entre el gluten y la actividad deportiva, o más bien el rendimiento deportivo.

¡Muchos deportistas sufren de sensibilidad al gluten y no lo saben!

De hecho, he visto a muchos deportistas con barrigas hinchadas, caderas anchas, un poco gordos, ¡a pesar de entrenar todos los días! Para estos sujetos hacer una dieta libre de gluten significa no sólo perder peso y tratar un abdomen hinchado, sino también aumentar centímetros, segundos, minutos, elasticidad y resistencia, y asimismo, también significa sufrir menos lesiones.

Pero lo que he observado es que incluso los atletas sin sensibilidad al gluten mejoran su rendimiento si siguen una dieta libre de gluten.

Hoy aconsejo a todos los atletas y deportistas no competitivos que prueben una dieta de cereales sin gluten durante 4 semanas, tengan o no sensibilidad a él, es decir, una dieta basada en galletas, bizcochos, pan y pasta con cereales sin gluten, como arroz, maíz, mijo, teff, alforfón, quinoa, amaranto, etc. Si después de 4 semanas con esta dieta notan mejoras en el deporte, entonces será mejor que continúen comiendo siempre cereales sin gluten.

Novac Djokovic es uno de los atletas más famosos e importantes que han elegido cambiar su dieta en un momento de su carrera, eliminando los cereales con gluten y comiendo sólo sin gluten. Novac era un muy buen jugador de tenis, pero hasta 2009 no pudo completar un torneo. Siempre sufría dolores y lesiones. Djokovic conoció al doctor Cetojevic, quien le ofreció eliminar el gluten de su dieta y comer como si fuera celíaco, aunque no lo fuera: ¡sólo cereales sin gluten! Djokovic perdió peso rápidamente, se deshinchó y se volvió más reactivo, más resistente a los esfuerzos prolongados, y ya no sufría lesiones. En su libro *El secreto de un ganador*, dice: «Eliminar el gluten de mi dieta fue como sacudirme de encima una manta empapada. Perdí peso, me sentía más ligero y con más energía. Tenía una mente más clara y después de dos semanas me di cuenta de que no quería volver a probar el gluten». Djokovic también dice que si por error tomaba un poco de gluten sentía que sus reflejos disminuían, su cabeza le daba vueltas y por la mañana despertaaba con sueño, como si tuviera resaca. En 2011 Novac Djokovic ganó todos los *slams*. Incluso hoy, mientras escribo esto, es el número uno en el tenis mundial.

He tratado a algunos atletas italianos de varias disciplinas. Han venido a mi conssulta para cambiar la dieta, o, mejor dicho, para ver si podían mejorar su rendimiento cambiando su dieta. A veces, en cambio, eran atletas particularmente propensos a las lesiones, por lo que a menudo pasaban mucho tiempo «aparcados» en el banquillo.

De entre todos recuerdo a un esquiador de fondo nacional que no tenía buenos resultados o que sólo los tenía en carreras de larga duración. Me dijo que cuando comenzaba una carrera ya estaba cansado, sentía los músculos pesados, como si ya hubiera hecho un gran esfuerzo. En la primera parte de la carrera perdía posiciones. En mitad de la carrera, los músculos se reactivaban, ya no se sentía pesado, recuperaba posiciones, pero entonces ya era demasiado tarde para ganar. Sus entrenadores no entendían por qué estaba tan cansado al comienzo de la carrera y no al final. Le realicé la prueba de la enfermedad celíaca, cuyo resultado dio negativo. Le aconsejé que cambiara su dieta, eliminando todos los cereales que contenían gluten. Los resultados llegaron pronto. Comenzaba las carreras con fuerzas, ya no estaba cansado al empezar. Ya no sentía los músculos pesados, sino muy reactivos. En general, estaba más lúcido y también había perdido algunos kilos adicionales. En resumen, se sentía más ligero y esquiaba más rápido y con más fuerzas que antes.

Capítulo 15

CÓMO DIAGNOSTICAR
LA SENSIBILIDAD AL GLUTEN

Hasta la fecha no hay pruebas instrumentales o de laboratorio que nos permitan diagnosticar con seguridad la sensibilidad al gluten.

En primer lugar, debemos excluir la enfermedad celíaca, midiendo los anticuerpos antitransglutaminasa del tipo IgA e IgG, y los anticuerpos antiendomisiales (EMA) del tipo IgA, que deben dar resultados negativos. También debemos excluir una alergia al trigo, mediante la determinación de inmunoglobulinas IgE específicas para el trigo o un test de parche para el trigo, que debe resultar negativo.

Para tratar de diagnosticar la sensibilidad al gluten, evaluamos la dosificación de inmunoglobulinas IgA total, que a menudo encontramos alta, de anticuerpos antigliadina (AGA) del tipo IgA (positivo en el 16 % de los casos) e IgG (positivo en el 50 % de los casos) y la dosificación de inmunoglobulinas IgG4 contra el gluten, que con frecuencia es alta.

Pero en muchos casos, en los sujetos con sensibilidad al gluten, no se encuentran variaciones de estas inmunoglobulinas.

También se ha demostrado que a nivel genético, la dosis de los dos antígenos de histocompatibilidad HLA, DQ2 y DQ8, son positivos en el 50 % de los casos de sensibilidad al gluten, mientras que cuando hay enfermedad celíaca son positivos en el 99 %. En la población general son positivos en el 30 % de los casos.

Para llegar a un diagnóstico correcto de la sensibilidad al gluten, hoy en día siempre debemos partir de la historia clínica del paciente, es decir, de los trastornos que acusa, así como de su sensación sobre su estado de salud cuando consume gluten y cuando suspende su ingesta.

Si una persona presenta trastornos de sensibilidad al gluten clásicos, como hinchazón abdominal, en la zona alta y en la baja, debe probar una dieta de cereales sin gluten durante al menos 4 semanas. Si después de este período ha habido mejoras claras en sus síntomas, debe intentar reintroducir el gluten dos veces por semana, por ejemplo, los lunes y los jueves.

Si la reintroducción no crea problemas y los trastornos anteriores no aparecen, el paciente tiene una ligera sensibilidad al gluten y puede reintroducirlo dos veces por semana. Por el contrario, si consume gluten sólo dos veces por semana, pero los trastornos y las molestias informadas anteriormente reaparecen, se diagnostica sensibilidad al gluten. En este último caso, el sujeto intolerante al gluten siempre debe prestar mucha atención a su dieta. No es celíaco, pero debe comportarse «como si lo fuera», porque cualquier reintroducción de gluten podría causar trastornos gastrointestinales importantes, y no sólo eso. El sistema inmune en este caso ha identificado al gluten como a un «enemigo» y cada vez que la persona reintroduce alimentos con almidón que contienen gluten, se activará el GALT, es decir, el sistema linfático adherido a la mucosa intestinal, causando una inflamación rápida e intensa del estómago y del intestino. Desafortunadamente, en el último caso, la sensibilidad al gluten permanecerá por el resto de la vida. El sujeto debe estar siempre muy atento a su dieta, tratando de no introducir ni siquiera por error los cereales con gluten, ante la posibilidad de sufrir un gran trastorno sistémico gastrointestinal y extraintestinal.

Recientemente, en el Policlínico de Milán, se ha desarrollado una prueba de doble ciego, con placebo estandarizado, para diagnosticar la sensibilidad al gluten. Esta prueba se basa en la administración de gluten o placebo durante un período de tiempo establecido después de una dieta libre de cereales sin gluten. Se evalúan las mejoras en los síntomas durante la dieta libre de gluten y la reaparición de los síntomas después de la reintroducción del gluten o del placebo. En el caso de que la reintroducción del gluten en la dieta vuelva a causar los trastornos previos, se diagnostica la sensibilidad al gluten.

Capítulo 16

¿SE PUEDE CURAR LA SENSIBILIDAD AL GLUTEN?

Desde hace 5 años, desde que este síndrome fue reconocido en 2011, observo y trato a pacientes con sensibilidad al gluten. Debo decir que todos aquellos sujetos con sensibilidad al gluten que dejan de consumir cereales con gluten encuentran beneficios extraordinarios en su salud. Muchos trastornos, pero también muchas enfermedades, se curan eliminando el gluten de la dieta, a menudo en unas pocas semanas. El sujeto se siente mejor, tiene mucha más energía y, en muchos casos, ya no quiere volver a tomar farináceos con gluten. De hecho, tienen miedo a consumirlos nuevamente, dada la cantidad de problemas que le causaron. En algunos casos, por otro lado, me piden volver a comer cereales con gluten, aunque ocasionalmente.

Al comienzo de mi recorrido clínico, pensaba que la sensibilidad al gluten era un trastorno ocasional, ciertamente no como la enfermedad celíaca, pero cuanto más avanzo a lo largo de los años, más me encuentro a mí mismo no sólo diagnosticando la sensibilidad al gluten (25 %) cada vez con más frecuencia y tanto en adultos como en niños, sino también diciéndoles a mis pacientes que será muy difícil que recuperen el gluten en su dieta. En efecto, hay algunas personas que pueden comer gluten dos veces por semana, con tres días de separación de una ingesta a otra, pero la mayoría de las veces trato a personas que ya no pueden reintroducir el gluten en su dieta, bajo pena de sufrir trastornos gastrointestinales intensos poco después de comer un alimento farináceo que contiene gluten.

También hay que decir que la industria farmacéutica está trabajando en este problema generalizado. En un futuro cercano habrá que tomar suplementos antes de comer un alimento con gluten para pacientes con sensibilidad al gluten. De hecho, el problema básico es una mala digestión de las proteínas que se unen para formar el gluten.

La industria farmacéutica se mueve en esta dirección.

Hoy en día, uno de los primeros intentos farmacéuticos para permitir que las personas con sensibilidad al gluten puedan comer cereales con gluten es el uso de las maltodextrinas fermentadas, ricas en proteasas y aspergilopepsinas. Estas maltodextrinas fermentadas son una mezcla de enzimas proteolíticas que ayudan a digerir las proteínas del gluten.

Se está haciendo otro intento con enzimas digestivas llamadas prolilendopeptidasas. Éstas son enzimas de origen bacteriano capaces de descomponer el gluten. La digestión del gluten resulta impedida por un exceso de prolina, un aminoácido presente en su interior, y es precisamente en las prolinas donde actúan las prolilendopeptidasas. La oportunidad terapéutica de utilizar estas enzimas en una fórmula concentrada está siendo examinada actualmente en varios estudios clínicos, en varias partes del mundo.

En resumen, la esperanza de que el paciente que padece sensibilidad al gluten pueda reintroducir algunos alimentos farináceos que contengan gluten en los próximos años es muy alta.

Existe una posibilidad real de introducir en la dieta del paciente que sufre de sensibilidad al gluten un tipo de trigo que contiene gluten de alta digestibilidad: el trigo *monococcus*. La industria agroalimentaria está trabajando en este tipo de trigo y parece que no falta mucho para que el mercado pueda ofrecer pan, pasta, galletas, galletas saladas, etc. con mayor facilidad hechos de trigo *monococcus*. El *Triticum monococcum*, vulgarmente llamado espelta pequeña, más conocido como «monococco», es una planta de la familia de las gramíneas. Tiene un bajo contenido en gluten, alrededor del 7 %, es panificable, pero fermenta poco.

Bibliografía

ALBULOVA, E. A.; DROZDOV, V. N. y PARFENOV, et al.: *Bone mineral density in patients with Gluten-sensitivity celiac desease*, Ter. Arkh., 2010, 82 (2), 43-8.

ALTUNTAS, B.; KANSU, A. y GIRGIN, N.: *Hepatic damage in gluten sensitive enteropathy*, Acta Paediatr Jpn, 1998, 40 (6), 597-9.

ARMSTRONG, D., et al.: *Testing for gluten-related disorders in clinical practice: the role of serology in managing the spectrum of gluten-sensitivity*, Can. J. Gastroenterol., 2011, 25 (4), 193-7.

CAIO, G., et al.: *Effect of gluten free diet on immune response to gliadin in patients with non-celiac Gluten Sensitivity*, B.M.C. Gastroenterology, 1998, 93 (8), 1391-2.

CASELLA, G.; DI BELLA, C.; SALEMME, M.; VILLANACCI, V.; ANTONELLLI, E.; BALDINI, V. y BASSOTTI, G.: *Celiac Disease (CD), Non Celiac Gluten Sensitivity (NCGS) and Inflammatory Bowel Disease (IBD)*, Minerva Gastroenterol Dietol, 2015, 26 de mayo.

CATASSI, C.; ELLI, L.; VOLTA, U.; BONAZ, B. y FASANO, A., et al.: *Diagnosis of NonCeliac Gluten Sensitivity (NCGS): The Salerno Experts' Criteria*, Nutrients, 2015, junio, 7 (6), 4966-77.

ELLI, L.; BRANCHI, F.; TOMBA, C. y VILLALTA, D., et al.: *Diagnosis of gluten related disorders: Celiac disease, wheat allergy and non-celiac Gluten Sensitivity*, World. J. Gastroenterol., 2015, 21 de junio, 21 (23), 7110-9.

ELLIS, A.: *Non-Coeliac Gluten Sensitivity?*, The Lancet, 1978, 1 (8078), 1358-9.

GENUIS, S. J., et al.: *Gluten Sensitivity presenting as a Neuropsychiatric disorder*, Gastroenterol. Res. Pract., 2014, 1-6.

ISASI, C.; TEJERINA, E. y MORÁN, L. M.: *Non-celiac Gluten Sensitivity and rheumatologic diseases*, Reumatol. Clin., 5 de mayo, 2015.

JACKSON, J. R.; EATON, W. W.; CASCELLA, N. G.; FASANO, A. y KELLY D. L.: *Neurolocic and psychiatric manifestations of celiac disease and Gluten Sensitivity*, Psychiatr. Q. 2012, 83, 91-102.

NAVARRO, E. y ARAYA, M.: *Non-celiac Gluten Sensitivity: Another condition that responds to gluten*, Rev. Med. Chil., mayo, 2015, 143 (5), 619-26.

NIJEBOER, P., et al.: *Non-celiac Gluten Sensitivity. Is it in the Gluten or the Grain?*, J. Gastrointestin. Liver. Dis., 2013, 22 (4), 435-40.

PETERS, S. L., et al.: *Gluten may cause depression in subjects with Non-Coeliac Gluten Sensitivity*, Aliment. Pharmacol. Ther., 2014, 39 (10), 1104-12.

PINTO-SANCHEZ, M. I.; BERCIK, P. y VERDU, E. F.: *Motility alterations in celiac disease and non-celiac Gluten Sensitivity*, Dig. Dis., 2015, 33 (2), 200-7.

PORCELLI, B.; VERDINO, V.; BOSSINI, L.; TERZUOLI, L. y FAGIOLINI, A.: *Celiac and nonceliac Gluten Sensitivity: a review on the association with schizophrenia and mood disorders*, Auto. Immun. Highlights., 16 de ocutbre, 2014, 16, 5 (2), 55-61.

FORD, R. P.: *The gluten syndrome: a neurological disease*, Med. Hypotheses., septiembre, 2009, 73 (3), 438-40.

SAMSEL, A. y SENEFF S.: *Glyphosate, pathways to modern diseases II: Celiac sprue and gluten intolerance, Interdiscip. Toxicol.*, diciembre, 2013, 6 (4), 159-84.

SAPONE, A., et al.: *Divergence og gut permeability and mucosal immune gene expression in two gluten-associated conditio ns: celiac disease and Gluten Sensitivity, B.M.G. Medicina*, 2011, 9-23.

SHAHBAZKHANI, B.; SADEGHI, A. y MALEKZADEH, R., et al.: *Non-Celiac Gluten Sensitivity Has Narrowed the Spectrum of Irritable Bowel Syndrome: A DoubleBlind Randomized Placebo-Controlled Trial, Nutrients*, 5 de junio, 2015, 5, 7 (6), 4542-54.

SCHUPPAN, D.; PICKERT, G.; ASHFAQ-KHAN, M. y ZEVALLOS, V.: *Non-celiac wheat sensitivity: Differential diagnosis, triggers and implications, Best. Pract. Res. Clin. Gastroenterol.*, junio, 2015, 29 (3), 469-76.

TRONCONA, R.; GRECO, L. y AURICCHIO, S.: *Gluten-sensitive enteropathy, Pediatric Gastroenterology*, 1996, 43, 335-73.

VERDU, E., et al.: *Between Celiac Disease and Irritable Bowel Syndrome: the «No man's land» of Gluten Sensitivity, Am. J. Gastroenterol.*, 2009, 104, 1587-94.

VOLTA, U., et al.: *Non-celiac Gluten Sensitivity: questions still to be answered despite increasing awareness, Cellular & Molecular Immunology*, 2013, 10, 383-92.

VOLTA, U., et al.: *Serological Tests in Gluten Sensitivity (Non-Celiac Gluten Intolerance), J. Clin. Gastroenterol.*, 2012, 46 (8), 680-5.

VOLTA, U.; CAIO, G. y DE GIORGIO, R., et al.: *Non-celiac Gluten Sensitivity: A work-in-progress entity in the spectrum of wheat-related disorders, Best. Pract. Res. Clin. Gastroenterol.*, junio, 2015, 29 (3), 477-91.

Índice